患者を幸せにする「アグリグループ」の挑戦

新しい在宅医療が日本を救う

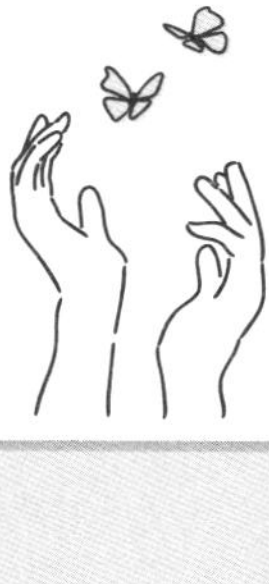

&

医療法人ＡＧＲＩＥ理事長
伊藤俊一郎
Ito Shunichiro

PHP

はじめに

二〇一五年五月、わずか八人でアグリグループはスタートしました。

経営に必要な資源は「ヒト（人材）、モノ（設備や物的資源）、カネ（資金）」といわれます。そのどれ一つとして、十分にはありませんでした。

あったのは「思い」だけです。

世の中がほんとうに求めている医療を提供したい。人が幸せになる医療を実践したい。ご本人とご家族が「これでよかった」と思える人生になるように、最後の最後まで精いっぱいのお手伝いをしたい。

そんな思いに共鳴し、共感してくれた人たちが集い、現在では全国三六拠点（有料老人ホーム二カ所、訪問診療クリニック三六カ所）で約五五〇名のスタッフが働いています（二〇二四年一二月現在）。

すべてが手探りで想定外の出来事の連続だった創業期に比べれば、組織はしっかりし、事業の運営もスムーズになりました。
しかし、私たちの活動は、まだ緒に就いたばかりです。一カ所の訪問診療クリニックで担当できるのは、原則として半径一六キロ以内と決められています。離れすぎると緊急の診療が必要になった際に対応が難しくなるからです。また、長距離の移動が常態化すれば、訪問側の負担が増大します。クリニックの健全な経営を守るという意味でも、どこかで線引きする必要があるのです。
いっぽう、地方の過疎化・少子高齢化と、それにともなう医師不足は年々その深刻さを増しています。なかでも東日本では東京一極集中の傾向が著しく、人口一〇万人当たりの医師の数は、東京都が全国でもトップクラスの三四六・〇人であるのに対し、埼玉県一八六・二人、茨城県二一二・三人、千葉県二一五・八人と、この三県がワースト3を占めています。その他の東日本の道県も、軒並み全国平均を下回っているのが現状です。(令和四〈二〇二二〉年医師・歯科医師・薬剤師統計〈厚生労働省〉より)
全国にはまだまだ訪問診療を待っている患者さまやそのご家族がいる。また、訪問診療のメリットやそのすばらしさを十分にご存じないために、サービスを受けられないまま、遠方の医療機関まで苦労して足を運んでいる方もいる。もしかしたら、体力的にきつかったり、交通の便が悪すぎたり、あるいは家族など周辺の人に負担をかけるのが心苦しくて通院をあきらめ、家の中でじっと我慢の日々を過ごしている方もいらっしゃるかもしれません。

限られた人だけが医療の恩恵を受けられる。これは本来の医療の姿ではありません。

いつでも、どこでも、どんな人でも、望む医療を受けられるのが、医療の理想の姿であるはずです。私たちアグリグループは、創業以来、この信念に基づいて活動を展開してきました。

私たちは今日も、約七〇〇〇名の患者さまを二四時間体制でサポートしています。従来型の医療では汲み取ることのできなかった患者さまのニーズがここにあります。同様のニーズを持っている患者さまやそのご家族の数は計り知れません。全国津々浦々で増えつつある〝医療空白地域〟に医療を提供するのが私たちの使命です。そのためにも、アグリグループのいっそうの飛躍が求められています。

本書は、アグリグループの創業の経緯やこの事業に懸ける思いを、私の歩んできた道を振り返りつつ述べたものです。また、私自身を含め、スタッフ一同が日々接してきた患者さま、利用者さまとのエピソードもご紹介しています。これらを通して、在宅医療、遠隔医療が持つ意味を感じていただくとともに、日本の医療のあり方を見つめ直し、これからの時代にふさわしい医療とは何かを考えるきっかけにしていただければ、これ以上の喜びはありません。

二〇二四年一二月

医療法人ＡＧＲＩＥ　理事長
株式会社ＡＧＲＩ ＣＡＲＥ　創業者
株式会社リーバー　代表取締役
伊藤俊一郎

新しい在宅医療が日本を救う

——患者を幸せにする「アグリグループ」の挑戦

●もくじ

第1章 アグリの原点

第2章 次世代医療のプラットフォームをつくる

第3章 彩りのある医療をめざして

第4章 アグリの信条

第5章　日々の心得

第1章

アグリの原点

ぬくもりのある医療施設

医療施設を建てるなら、木造建築にしたい――ずっとそう思っていました。

私が生まれ育ったのは、新潟県の西部、当時は西頸城郡能生町《にしくびきぐんのうまち》と呼ばれていたところです。現在は糸魚川市になっています。

通学していた木浦《このうら》小学校には、昔からある木造校舎と、その隣に近年になってから建てられた鉄筋コンクリートの校舎がありました。

鉄筋の校舎は比較的新しいのできれいで頑丈ですが、冷たい印象です。冬場は見るからに寒々しく、またほんとうに寒い校舎でした。

これに対して木造校舎のほうは、古くてもなんとなく温かみがあるのです。

裸足《はだし》になって歩いてみれば、てきめんです。私が通っていたころの木浦小学校では「裸足になろう」というスローガンが掲げられていて、多くの子どもたちが冬でも裸足で過ごしていました。鉄筋校舎の床は冷たくてたまらない。でも、木造校舎の床はそれほどでもない。足裏から伝わってくる木のぬくもりや、やわらかさ。私はそれが好きでした。

そんな体験が原点にあって、施設を建てることになったとき、患者さま、利用者さまにも同じようなぬくもりを感じていただきたいと思ったのです。

今から振り返ってみれば、大それた望みでした。良質の木材をふんだんに使用して建物を建てようとすれば、材料費だけでも莫大な金額になります。当時の私にまとまった資金はなく、土地を取得するだけでも、銀行から多額の融資を受ける必要がありました。

それでも踏み切ることができたのは、「東日本大震災で甚大な被害にあった福島県の木材を使えば補助金が出る」という話を、ある建築会社の社長から聞いたからです。「それなら」ということで、その建築会社と話を進めることにしました。

木の香り漂うやすらぎの空間。患者さま、利用者さまにとって、オアシスとなるような建物ができる――はずでした。

ところがです。あてにしていた補助金が、手違いから出ないことになってしまったのです。青天の霹靂とはこのことです。すでに土地は購入済みでした。このままでは、土地はあるが、その上に建物が建たないということになります。

建物が建たなければ、事業は始められない。事業が始まらなければ、私の家族はもちろん、スタートアップのために集めたスタッフ一同が路頭に迷うことになります。

そんな事態だけはなんとしても避けなければならない。でも、どうしたらいいのかわからない。このときばかりは文字どおり「眠れぬ日々」を過ごしました。

自分自身の非力を、このときほど感じたことはありません。もし私のやろうとしていた事業が私欲にまみれていたり、世の中に役立つと思ってもらえない類のものであったら、おそらくこの段階で頓挫していたでしょう。

地域医療の未来のために、この事業は絶対に必要だ。何があってもこの医療施設は完成させなければならない。そんな決意を胸に、関係者、関係機関を行脚し、プレゼンテーションと説得、相談、お願いを重ねました。

その結果、計画を一部変更したり、別途さまざまな手続きを経ることを条件に、補助金を一部出してもらえることになったのです。減額された分は、さらなる仕様の変更と、からだを張った値引き交渉で何とか乗り越えました。

住宅型有料老人ホーム「アグリケアガーデン　つくばみらい」は、こんなドタバタと紆余曲折を経て、誕生したのです。

それまでの私は、ずっと心臓外科医の道を歩んでいました。事業家としては、全くの素人同然でした。何も知らないからこそ、こんな無謀ともいえるチャレンジができたのかもしれません。でも、ゼロから一を生み出す、無から有を創り出すというときには、後先を顧みないある種の無鉄砲さは必要だと思います。

高齢者のための「サードプレイス」

今は訪問診療を主力事業としているアグリグループですが、もともとは茨城県つくばみらい市に建てた有料老人ホーム事業からのスタートでした。

心臓外科医になって一〇年目を迎えていました。いくつかの病院に勤務してきましたが、あるときからふと考えるようになったのです。

「自分の人生は、このままでいいのだろうか」

「自分にしかできない仕事はほかにないのだろうか」

理由の一つには、病院の医療に対する疑問がありました。

現在の医療制度は、入院が長期になると診療報酬点数が大きく下がるように設計されています。つまり長期入院患者を多く抱えれば抱えるほど、病院の経営が圧迫されるというしくみになっているのです。そのため、よほどの重症でない限り二週間以内に退院を余儀なくされるというケースがあとを絶ちません。

病院は、英語では「ホスピタル」といいます。これが「ホスピタリティ」になると、日本語では「厚遇」や「もてなし」といった意味になります。

ところが、実際には「ホスピタルなのに、ホスピタリティが欠如している」と思われることがいろいろと出てくるのです。

医療が本来のホスピタルに立ち返り、患者さまにほんとうの意味でのホスピタリティを提供するためには、何が必要なのだろうか——。

そのころ、私は往復二時間かけて車で病院に通勤していました。このときだけは、だれにも邪魔されることなく自分だけの時間を過ごすことができます。五感と身体は運転に集中しながらも、頭の中ではいろいろと思考を展開させたり、構想を練ったりしていました。

そうしているうちに思い至ったのが「高齢者のためのサードプレイス」です。

退院後の患者さまが最後まで自宅で暮らせたら理想的です。しかし、核家族化が進んだ現代では、それを実現するのは容易ではありません。

そこで、病院でも自宅でもない、終《つい》の棲家《すみか》としての「サードプレイス」をつくったらどうかとひらめいたのです。それが有料老人ホーム事業でした。

医師が経営し、医師が常駐する老人ホームであれば付加価値が高く、他の施設との差別化も図れるのではないかと考えました。

そうして、先ほど述べた一連のあれこれを経て、瀟洒《しょうしゃ》な木造建築の有料老人ホーム「アグリケアガーデン　つくばみらい」をオープンしたのです。

木のぬくもりを感じる快適な住空間と充実した医療環境に魅力を感じ、入居希望者が殺到。用意した五〇部屋がまたたく間に満室になる――はずでした。

ところがです。待てど暮らせど入居希望者がいっこうに現れません。

スタートから忙しくなることを見越して、介護スタッフもそろえていました。その人たちにしてもらう仕事がありません。収入がないのに、固定費だけが毎月出ていきます。このままでは経営が行き詰まってしまいます。

医療サービスの充実した有料老人ホームはニーズがなかったのかといえば、けっしてそうではありません。二年ほど時間はかかりましたが、結果的には満室になり、以来現在までほぼ満室の状況が続いています。医療サービス付き有料老人ホームのニーズは「ある」のです。ただ、建物にこだわったためにどうしても建築費用がかさんでしまった。看護スタッフも充実している。そのため他の施設よりも入居費用を少し高く設定せざるを得なかったのです。

この有料老人ホーム事業が軌道に乗るまで、経営を支えてくれたのが「訪問診療サービス」でした。

一般的な有料老人ホームには医師が常駐しているわけではありません。たいていは地域の医療機関と連携して、何かあれば往診してもらえる体制をとっていますが、私たちのように二四時間対応してもらえるところは、きわめてまれです。そこで、当初は自分のところの入居者のためだけに提供する予定だった医療、看護のサービスを、他の老人ホームにも提供することにしました。これが思いのほか喜ばれ、次々と依頼が舞い込むようになりました。

瓢簞《ひょうたん》から駒——当初考えていたこととは違う形ではありましたが、その後は一般の個人宅への訪問診療にも広がり、結果的により幅広く地域医療をカバーする事業に発展させることができました。

目論んだとおりにならなくても、事業の軸さえぶれなければ、やがてほんとうのニーズのあるところに行き着くのではないかと思える出来事でした。

いつも死と隣り合わせ

新潟県の田舎町に生まれた私は、比較的奔放な少年時代を過ごしました。喧嘩っ早くて〝ガキ大将〟的な存在でしたが、上級生の目には生意気に映ったのでしょう。何かにつけ、いじめや嫌がらせも受けていました。

振り返ってみると、少し危なっかしいところのある子どもだったと思います。周辺の状況をよく確認せずに、目の前のことを追いかけて走り出してしまう。後先を考えずに行動するようなところがありました。

まだ幼かったあるとき、遊んでいたボールが転がって、川に落ちたことがありました。あわてて取りに行くと、川面をボールが流れていきます。水は透き通っていて川底が見えました。大丈夫だろうと川に足を踏み入れた瞬間、流れに足を取られてからだ全体が川の中にはまり込んでしまったのです。

ちょうど雪解けの季節で水かさが増していました。想像していたよりもずっと深く、たちまち溺れてしまいました。冷たい水の中でもがきながら、「ああ、たぶん僕はこのまま死ぬんだろうな」と思いました。

そのとき、私の腕をギュッとつかんで川の中から引っ張り上げてくれた人がいました。近所のお兄さんでした。この人のおかげで私は九死に一生を得たのでした。


もう一つ、死を身近に感じた出来事がありました。「祖母の死」です。

小学三年生のある日のこと。夜遅くに、あわただしく家を出ていく両親の姿がありました。母方の祖母が交通事故に遭ったというのです。深夜になっても両親は帰ってこず、私と妹たちの子どもだけで不安な一夜を過ごしました。

翌日、学校に登校すると、友だちから「おまえのばあちゃん、死んだらしいよ」と聞かされました。

「えーっ！」

そんな話、聞いてないよ……いてもたってもいられず、すぐに家まで走り帰りました。自宅のすぐ隣には、父方の祖父母の家があります。そこに駆け込んで、父方の祖母に尋ねたところ、やっぱり友だちが言ったことはほんとうだとわかったのです。

あまりにも突然の別れでした。やさしくて、明るくて、大好きだったおばあちゃん。一緒に寝ているとき、いつも私の冷えた足を両足で温めてくれました。そのおばあちゃんと、もう二度と会うことができないなんて……。

あまりの理不尽さに、どうしていいかわかりませんでした。おそらく、泣き、わめき、やり場のない怒りを母親にぶつけて困らせていたことでしょう。

じつはそこから数週間の記憶がすっぽりと抜け落ちているのです。だから実際どのように過ごしていたのか、またどうやって日常に戻っていったのか、今でもわかりません。

二つの出来事は、幼心にも死はどこか遠いところにあるのではなく、いつも身近なところに隣り合わせであることを気づかせるのに十分でした。

私たちは普段、死は病状の重い人や高齢の人に近づいてくるものであって、自分とは無縁だと思って生活しています。でも、じつは死は、いつ、どこで、だれに訪れても不思議ではないのです。

だからこそ、今日一日を精いっぱい生きる。いただいた生を大事にし、目の前の仕事や与えられた役割に全力を尽くすことの大切さを教えられたような気がします。

高校を卒業し、医学部に進学することになったとき、小学校のときの担任の先生から、「三年生のときの出来事がお医者さんになろうと決意させたのかもしれませんね」と言われました。

自分では全くそんなふうには思っていませんでした。でも、もしかしたら無意識のうちに影響があったのかもしれない。私に医療への道を歩ませたのは、亡くなった祖母への思いがあったのかもしれません。

「アグリ」に込めた意味

アグリグループの「アグリ」には、二つの意味が込められています。

一つは、「農耕」「農業」を意味する「アグリカルチャー（agriculture）」です。

私は新潟県に生まれ、高校を卒業するまで地元で過ごしました。その後、筑波大学の医学専門学群（当時）に進学し、医師になってからはおもに茨城県を拠点に活動してきました。どちらものどかな田園風景が広がる農業県です。私の実家も、養豚業や錦鯉の養鯉業を営む農家でした。

都心では数分おきに電車が行き交い、欲しいものがあればたいていのものはお金を払えば容易に手にすることができます。情報の豊富さ、何かを選ぶ際の選択肢の幅広さでは、地方は都心にはかないません。

しかし、その都心の繁栄があるのは、じつは地方のおかげです。水、空気、食糧、エネルギーなど、人間生活に必要なものを生み出しているのは地方です。その価値ある地方が、今どんどん疲弊しています。

医師不足を背景に、地方に住んでいるというだけで、十分な医療を受けにくい状況になっています。人間の暮らしを最も根底の部分で支えているのは「農」のはずです。その農を担う地方の医療が手薄になっている。この事態をなんとかしたい――そんな問題意識を「アグリ」という言葉に込めています。


もう一つは「同意」「協定」を意味する「アグリーメント（agreement）」です。

私たちは、自ら地域に出向いて、必要な方に適切な医療を提供することを使命としています。

それは、どちらかが一方的に与えたり、求めたりするものではありません。双方がよく話し合い、説明と理解があり、お互いが合意のうえで進められていくものです。

そこに必要なのは、お互いの信頼関係です。

患者さま、利用者さま、ご家族との信頼関係は言うまでもありません。これらの方々と信頼関係を結べなければ、まともな医療、看護、介護サービスを提供することはできません。

でも、それだけでは不十分です。私たちは地域で活動しています。私たちの事業が地域に根づき、地域で発展していくためには、地域との信頼関係が不可欠です。

事業を行うためには、さまざまな人や事業所の協力が必要です。お取引先、同業者、関係する個人や企業・機関など、関わるすべての人との信頼関係があるからこそ、私たちは質の高い医療、看護、介護のサービスを提供できるのです。

さらにいえば、日常の一コマ一コマ、例えば買い物、電話の取り次ぎ、荷物の受け取りから、道路上での車のすれ違いまで、すべてが地域社会との接点です。

あらゆる場面で地域社会との信頼関係を築くこと。それが「アグリ」という言葉に込めたもう一つの意味です。

都心であろうと地方であろうと、人は本来、地域を離れて生きることはできません。だれにとっても地域医療の充実は必要で、大切なことなのです。

私たちは、拠点を設けたあらゆる場所で、その地に根づき、その地を愛し、その地とともに喜びを分かち合う――そんな事業をめざしています。

人間にしかできないこと

技術の進化によって、社会は年々便利になっていきます。これまで人間の手でなされていたことが機械化されたり自動化されたりしています。

近年はＡＩも急速な発展を遂げています。取り扱うものによっては人が判断するよりも速くて正確なので、これまで人間によって行われてきた仕事が、今後ＡＩに置き換えられていくことが増えていくでしょう。

私たちが携わる医療、看護、介護の分野も例外ではありません。すでに医療ＡＩはさまざまなところで導入され、病気の診断などに活かされていますし、介護ロボットなどの導入も進んでいます。これらは大変便利なもので、私たちも当然活用を進めていくべきだと思います。

ただし、それによって人間のやることがなくなってしまうのかといえば、そんなことはありません。ロボットやＡＩにはできないこと、人間にしかできないことは、当然のことながらあるのです。

では、人間にしかできないこととは何でしょうか。

私たち医療やケアに携わる人間にとって重要なのは、次の三つだと私は考えています。

一つは「ホスピタリティ」です。

「ホスピタル」というくらいですから、病院は本来ホスピタリティにあふれていなければなりません。ところが、残念ながら現実はそうはなっていません。

だからこそ、私たちはやさしい心を持って患者さま、利用者さまに寄り添っていきたい。そう思って私はこの事業を始めました。

機械やＡＩにできるのは、「作業」や「処理」です。これらは機械が得意な分野です。でも、ほんとうの意味で相手を思いやること、やさしい気持ちで相手に接することは人間にしかできません。たとえ物理的な作業や処置に見えても、そこに心が込もっているか、寄り添う気持ちがあるかどうかは相手に伝わるものです。患者さま、利用者さまが望んでおられるのは、温かく思いやりのある対応です。

次に「コミュニティ」です。

人はひとりでは生きてゆけません。家族と、仲間と、力を合わせ、支え合って生きていくのが人間です。

私たちアグリグループでは、日々患者さま、利用者さまという個人と向き合っています。それは同時に、患者さまのご家族や、利用者さまがいらっしゃる地域など、さまざまなコミュニティと向き合っていることでもあるのです。私たちが地域を愛し、地域から愛される存在でなければならない理由はそこにあります。

家族、職場、地域——人間は、さまざまなコミュニティを形成します。私たちアグリグループは、そうしたコミュニティに認められ、受け入れられて初めて、コミュニティに生きる患者さま、利用者さまに価値を提供できるのです。

機械やAIはコミュニティを形成せず、コミュニティに配慮することはできません。人間だからこそ、コミュニティとの信頼関係を結ぶことができます。

最後に「手あて」です。

医療も日進月歩です。最新の治療、最先端の検査を取り入れることは重要です。しかし、私は医療にはそれ以上に大切なことがあると考えています。

それが「手あて」です。

検査装置や計測機器でわかることは、患者さまの今の状態を表す「数値」です。その奥には、患者さまの大切な「からだ」があり、「いのち」があります。私たちが向き合うのは患者さまの「からだ」「いのち」です。

ですから、機械任せ、機器任せにするのではなく、医療、看護、介護のプロフェッショナルとして訓練された手を用いて、手あてをさせていただくのです。

手あてによって患者さまの心が変わります。心が変われば、おのずと結果は変わってくるでしょう。私は手あての持つ力を確信しています。それは人間にしか持ちえない力です。

医療現場の働き方と責任感

心臓外科医という道を選んだことに、取り立てて大きな理由はありませんでした。しいて言えば、高校時代に『ER緊急救命室』というアメリカ発のテレビドラマを観て、「外科医ってカッコイイなあ」と思ったことや、大学の医学部の教授にバスケットボール部の先輩でもあった榊原謙先生がいらっしゃったことがきっかけでしょうか。

医師の国家資格に合格すると、二年間の初期研修期間があります。私が研修医として働き始めたのは、ちょうど「スーパーローテート方式」が導入された初年度でした。

スーパーローテート方式とは、内科、外科、小児科、産婦人科、精神科、救急など複数の診療科を一～二カ月ごとに回って研修していくやり方です。自分の専門分野だけでなく、できるだけ幅広い経験を積むことで総合的な診療ができる医師を育てていこうというねらいです。

もちろん、どの診療科も重要で、それぞれの厳しさを持ち合わせていました。ただ、私が最も過酷に感じたのは、心臓外科での研修でした。指導教授も、先輩の医師も、その指導は大変厳しく、どんな細かな不備も見過ごされませんでした。


朝五時から入院患者さんたちの採血が始まりました。それが終わると、先輩研修医について回診を行います。八時からは教授回診です。朝のうちに三度も患者さんのもとを訪れます。

それが終わると手術です。心臓の手術は、心臓をいったん止めて行います。その間は人工心肺につないで血液を循環させています。手術時間は非常に長く、朝から始まった手術が終わるのは、たいてい夕方です。その間、食事はできず、トイレに行くこともままなりません。もっとも、何も口にしないのでトイレに行きたいと思うこともありませんでした。

手術が終わると、患者さんはＩＣＵ（集中治療室）に運ばれます。心臓が再び動き出したばかりで、人工呼吸器はまだ付けたままです。予断を許さない状態が続いており、高度な術後管理が求められます。それを手伝うのも研修医の仕事です。採血や検査など、夜中まで次々とやることが押し寄せました。

そして翌朝は五時から採血に回る。これが毎日続くのです。

先輩や教授の回診の前には、患者さんのデータを取ってまとめておかなくてはならない。海外から来客があれば、英語でプレゼンできるように準備しなければならない。日々やることがいっぱいで、ほとんど家に帰ることができませんでした。

心臓外科の初期研修には、私ともう一人の同期生がいました。彼もやる気を持って取り組んでいましたが、日に日に言葉数が少なくなり、笑顔が消えていくのが目に見えてわかりました。過密なスケジュール。重篤な患者さんの命を預かるプレッシャー。そして先輩の厳しい指導。研修医の身としては理不尽と思えるような要求や叱責も少なくありませんでした。

私たち二人は、やっとのことで心臓外科での研修期間を終えることができましたが、彼は当初志望していた科とは別の道を歩むという選択をしました。

聞けば、心臓外科で研修をした研修医は、毎年のように途中でダウンしたり、ここではやっていけないと思って別の科に移っていくことがあるとのこと。私も、なんとか研修はやり終えたものの、これをずっと続けていくのは無理があると感じました。半端でないプレッシャーの中で、やることがあまりにも多すぎる。いくら最先端技術を活用し、多くの心臓病を治せるというやりがいがあるとはいえ、肉体的にも精神的にもギリギリの状態がずっと続くというのは、いずれ提供する医療の質に影響を与えかねません。

医師の働き方を見直す必要があるとは思いましたが、一研修医の立場では意見を述べても一蹴されるのがオチで、できることはほとんどありませんでした。

後年、アグリグループを起業したとき、私は真っ先に「医療現場の働き方改革」に取り組みました。医療現場で働く人の体力や精神力は無尽蔵ではありません。適切な労働時間の中で、人として尊重される職場環境があって初めて、責任ある仕事が果たせるものだと思います。「働き方改革」を掲げた動機の一つに、この研修医時代の経験があったことは間違いありません。

ただし、このときの経験がすべて理不尽で不要なものだったとは思っていません。先輩や教授がなぜあれほど厳しい姿勢で臨むのかといえば、患者さまの命を守るということが根底にあったはずです。心臓外科では、ちょっとしたミスでも命に関わる重大な事態を引き起こすことがあります。術中はもちろん、術後管理においても、つねに緊張感を持って医師が目を光らせていなくてはいけない事情は十分にありました。

労働環境は変えていくべきですが、その責任感、使命感は受け継いでゆかなければならない——そう思っています。

なぜ理念が大切なのか

初期研修で勤務したのは、筑波大学附属病院とその関係する医療機関だけでした。そこで、一度大学病院を出て、民間の医療機関で経験を積みたいと考えました。榊原謙教授に相談したところ、紹介されたのが、山形県にある庄内余目《あまるめ》病院でした。ここは医療法人徳洲会が運営する病院です。私はこの病院で後期研修に入りました。

地方の病院が抱える共通の悩みは、医師不足です。庄内余目病院も例外ではありませんでした。大学病院に比べると、医師の数がずっと少ない。それでも診察や治療がスムーズに回っていたのには驚きました。

理由は、看護師や事務の皆さんのサポートが充実していたからです。もちろん医者でないとできない行為は医師がやりますが、それ以外の部分では可能な限り看護師や医療事務の職員の方がタスクシフトしてこなしていくのです。

医師だけが医療のすべてを担うのではなくて、病院という組織全体で最適な運営方法を考える——現在のアグリグループではそのことを徹底的に追求していますが、その原型は、庄内余目病院での経験があったといえるかもしれません。

また、徳洲会の病院では毎朝朝礼があり、情報共有と理念の唱和が行われていました。当時の私は、「なぜこんなことをやるんだろう」という感覚で、その意義を十分に理解していませんでした。

しかしアグリグループを創業してからは違います。組織が力を発揮するためには、そこにいる人たちが一つにまとまり、同じ方向を向いている必要があります。個々人がバラバラで、向かっている方向も違うようでは、組織の体をなしません。

組織が大きくなればなるほど、多様な人が集まります。近年は、創造的な価値を生み出す源泉として「ダイバーシティ（多様性）」が重視されています。能力や個性は多様であったほうがいいのです。ただ、アグリで働くことの価値観や考え方は共有する必要があります。それがお客さま、患者さま、利用者さまに対する責任でもあります。

組織として一貫した価値観、姿勢を示すためには理念が重要である。そのことに気づき、アグリグループでも、毎朝朝礼を実施し、アグリの理念、行動指針を唱和することにしました。

これは単なる形式のためにやっているのではありません。日々の仕事の中では、時に判断に迷うことが起こります。そのとき、どうすれば正しい判断ができるのでしょうか。自分で判断する、上司に判断を仰ぐ、信頼できるだれかに相談する……いろいろなやり方があるでしょう。

しかし、人間の判断は、いつも完全というわけにはいかないのです。どんなにぶれないように見えても、人間の心は時に揺れ動きます。自分でも気づかない心の奥底に、好き嫌いがあったり、恐怖感があったり、欲や忖度《そんたく》があったりするかもしれません。

いっぽう、理念は一定でぶれがありません。理念を文字に書き起こし、だれもが常日頃から参照したり唱和したりして、からだに理念をしみこませておくことで、いざ判断に迷う事柄に出くわしても、すぐに理念に照らし合わせて判断することができます。そうすれば、迷うことなく次の行動がとれるのです。

初めての挫折

庄内余目病院のある山形県庄内地方は、その時点で日本の二〇年ほど先を行っているといわれるほど高齢化の進んだ地域でした。そのため、高齢者に対する手術は非常に豊富でした。振り返ってみると、私の高齢者医療への想いは、このころに育まれたものであったのかもしれません。

そこでの一般外科研修を終えると、筑波大学の関連施設である日立製作所日立総合病院で三カ月の研修を終え、私はいよいよ心臓外科医としてのスタートを切るべく筑波大学附属病院に戻りました。一日も早く一人前の心臓外科医になることをめざして、さらに本格的なトレーニングが始まりました。

ところが、その矢先に思わぬ事態に陥ります。

心臓外科手術のプレッシャーに耐えられなくなり、医師としてやっていく自信を喪失してしまったのです。

きっかけは子どもの手術でした。

執刀医は私ではありません。ただ、担当医として術後管理を任され、私は親御さんに病状を適宜説明しなければならない立場となりました。

どんな手術でもリスクはあるものですが、なかでも心臓手術には大きなリスクがともないます。というのも、心臓の手術は人工心肺を付けていったん心臓を停止したうえで行い、術後に心臓を再開させるという難度の高いものだからです。

近年は機器・機材の発達やデータの蓄積など医学の進歩によって安全性は高まっています。それでも、一部には術後管理が難しいケースが出てくる現実があります。

それまでの研修でも、私はさまざまなケースに出会ってきました。しかし、そのほとんどは成人であり、多くは高齢者でした。

子どもの場合、本人以上に親が真剣になります。どれほど重い症状であっても「絶対に助ける」という強い気持ちを持って臨んでこられます。親であれば当然の思いです。私は、術後管理において、その親御さんの強い思いに直接向き合わなければならなくなったのです。

順調に推移すれば、私が落ち込むこともなかったでしょう。しかし、望みどおりに行くケースばかりではないのが、医療の現場です。このときは経過が芳しくなく、親御さんから毎日のように厳しい態度で説明を求められました。

いったいどう説明すれば親御さんに納得していただけるのか。いや、望む結果が出ない限り、どんな説明をしてもけっして納得されないだろう。だとすれば、自分はどうすればいいのか……。

万全を尽くそうと思えば思うほど、ほんとうにこれでよいのかどうかがわからなくなり、夜も眠れなくなりました。

こういう指示を出していいのか。これで正しいのか。もし間違って子どもの命を奪うことになれば、自分はどうなってしまうのか……。

そんな事態にはなっていないにもかかわらず、自分の中ではそこまで思い詰めた状態に陥っていました。そしてとうとう、医師として指示を出すことができなくなったのです。

ちょっとおかしいのではないかと自分で気づき、指導教授に紹介された院内の精神科の先生に相談しました。そこで「うつ」と診断されました。

「しばらくは休養が必要」と言われ、新潟の実家で自宅療養することになりました。

それまでの私は、挫折らしい挫折は経験したことがありませんでした。ストレートで医学部に入り、国家試験にも合格し、研修医としてのハードな生活もなんとかクリアしてきたのに、ここまで来て目の前の道が途絶えてしまったように思いました。

医者として何かを決めることが、とてつもなく恐ろしいことのように感じました。一つ間違えば人の命に関わるのです。先輩方はどうしてこんなに怖いことが平気でできるのだろうか。とてもではないが、自分にはやっていけるような気がしない。もう医師として働いていくことはできない……そんな気持ちでした。

振り返れば、このときが絶望のどん底だったような気がします。

怒涛の日々から少し距離を置き、実家で何もすることのない時間を過ごしました。プレッシャーから解放されたこともあって、次第に眠れるようになってきました。人間にとって睡眠がどれほど大切か、このとき実感しました。睡眠は大事な治療の一つなのです。

そのうち、少しずつ動き出したい気持ちが芽生えてきました。そんなときに出会ったのが中村天風先生の本です。

「思考が現実をつくる」――これが天風先生の教えの一つです。一つの出来事に対して、それをどう見るか、どうとらえるかによって、結果は変わってくるということです。

例えば、一人前の医者になることをめざしてがんばってきたのに、うつになって自宅療養を余儀なくされたとします。

このとき、「自分はもうダメだ」「医者になるなんて無理だ」と思えば、どうなるでしょう。おそらく、立ち直ることはできず、医者として働くこともできないでしょう。

しかし、次のように考えてみたら、どうでしょうか。

「確かに自分は今、うつになって自宅療養している。でも、これは今までのやり方や考え方を見直せというサインではないだろうか。これまではあまりにも目の前のことばかりにとらわれて、状況を大局的に、客観的に見る視点に欠けていた。うつになることで、そのインターバルを与えられたのだ。この期間を生かしてしっかりエネルギーをチャージし、また新たな一歩を踏み出せばいいのだ。そうすれば、もっと幅広い視野を持った医者になれるのではないだろうか」

実際に私がこのように考えたのかどうかは覚えていません。しかし、天風先生の本を毎日読んでいるうちに、「暗いことを考えてばかりいるとますます暗くなっていく。だから物事を明るく前向きに考えたほうがいいのだ」ということを理解し始めました。

うつであることは事実です。だから、まずはしっかり認めて受け入れる。それを否定的にとらえるのではなく、そこにどんな意味があるのか、ここからどんなことを学び、次に生かしていくべきなのかというふうに、うつのポジティブな面を見ていくことで私は徐々に力を取り戻していきました。

こうして私は、約三カ月の自宅療養を終え、医療現場に復帰しました。

はじめは恐る恐るでした。勤務したのは元の大学病院ではなく、帝京大学ちば総合医療センターです。ここには子どもの患者さんはいません。この職場を復帰場所として選んでくれた指導教授の温かい配慮を感じました。

ベッドサイドに足を運ぶ

医者は人の命を預かる仕事です。なかでも心臓外科の手術は、患者さまの命が生と死の境目まで限りなく近づくといっても過言ではありません。恐ろしくて手が震えるような手術です。でも、手が震えていたら手術はできるわけがありません。

諸先輩方は、どうしてこんなプレッシャーのかかる手術を平気でできるのだろうか――自宅療養中には、頭の中に何度もこのことが浮かんできました。

当然、技術が必要です。そのために心臓外科では、初めは簡単で補助的な仕事から始まり、徐々に難しい手術もやっていくというふうに、段階的に技術を磨き高めるしくみができていました。

でも、技術を高めること以上に大事なのは、心を保つことです。挫折を通して、私はそれに気づきました。

私の指導教授も、先輩の医師たちも、数々の修羅場をくぐり抜けていました。

手術しなければ助からない。状態や疾患によっては、手術をしても助かるかどうかはわからない。これが心臓外科の世界です。ご本人、ご家族は、生きるための最後の望みをかけて心臓外科手術に臨まれます。病状、手術のリスク、術後の管理、成功の可能性……すべて十分説明し、ご納得いただいたうえで手術をします。それでも、患者さま、ご家族の立場からすれば、一縷《いちる》の望みをつなぐために手術に踏み切るわけですから、期待のほうが圧倒的に大きいのです。

にもかかわらず、その期待に応えることができず、患者さまが亡くなってしまうケースは——残念なことではありますが——数多くの手術を行い、また困難なケースにチャレンジすればするほど、避けて通れない出来事なのです。

ご本人の無念さはもちろん、遺されたご家族の心痛は計り知れません。そして、期待に応えられなかった医師、医療チームも大きな痛手を負います。そのなかで、ご家族に誠心誠意の説明と対応を行います。成功したときの喜びと感謝が絶大なだけに、その針が逆に振れた状況は過酷です。

しかし、医師はいつまでもダメージを引きずるわけにはいきません。なぜなら次の患者さまが手術を待っているからです。

私の指導教授の教えは「ベッドサイドに足を運べ」でした。

何か問題が起こったとき、人の意識の中には「なるべく関わりたくない」「避けて通りたい」「軽く済ませたい」、あるいは「なかったことにしてしまいたい」という気持ちが生じます。しかし、避けようとすればするほど、相手に不信感が生じてますます問題がこじれてしまいます。

患者さまに何かあったとき、電話で済ませたり、だれかに様子を見てきてもらうのではなく、すぐにベッドサイドに足を運ぶのです。たとえ自分にとって不都合なことや、心苦しいことであってもです。

教科書どおりにいかないのが医療です。患者さまの病態は一人ひとり違います。一般的には正しいとされていることでも、一人ひとりのからだの中で同じように反応するとは限りません。だからこそ、医師は何度も患者さまのもとに足を運んで、病態や状況を確認する必要があるのです。

外科医は人のからだにメスを入れます。これは医師免許があるからこそ許される行為です。医師免許がなければ傷害罪に問われる犯罪行為です。

では、医師の資格のある人だからといって、人はやすやすと自分のからだにメスを入れることを許すでしょうか。その人が信頼できる医者だからこそ、患者さまは手術することと、すなわち自分のからだにメスを入れることを決断されるのではないでしょうか。

だからこそ、医師免許以上に患者さまとの信頼関係が重要なのです。患者さまに「この人なら」と思っていただけて初めて、外科医は手術をすることができるのです。

患者さんと信頼関係を結ぶためにはどうすればよいのか。

「ベッドサイドに足を運ぶ」こと以外に、私は知りません。

何度も何度も足を運んで、患者さまの話を聞く。病態や治療方針について説明をする。そして、そのとき必要で最適と思われる手あてをする。このような一連の行為の積み重ねの上にしか、信頼関係は築けません。

問題が起きても、問題が起こらなくても、ベッドサイドに足を運ぶ。医者だけでなく、すべての医療従事者が心がけるべきことだと思っています。

第2章

次世代医療のプラットフォームをつくる

在宅医療が拓く未来

在宅医療事業の展開を通じて、確信したことがあります。それは「病院やクリニックの外でも質の高い医療は提供できる」ということです。

もともとアグリグループを創業した大きな動機は、病院だけでは解決できない課題と向き合うことでした。その答えの一つが在宅医療であること。その手ごたえが日に日に高まりました。

日本社会では、長らく自宅で家族の死を看取るという習慣から離れていました。

戦前の日本では自宅で死を迎えるのが当たり前でしたが、戦後になると病院で亡くなる方の割合がどんどん増加し、二〇〇〇年代には八割を超えました。人が最期を迎える場所は、自宅から病院に代わったのです。

ところが、国民の意識を調査すると、約半数の方が「自宅で最期を迎えたい」と思っているという結果が出ています。

医師や看護師が常駐し、充実した医療機器のある病院にいることで、確かに安心感を得ることはできます。いっぽうで、住み慣れた場所で最期を迎えたい、残された時を家族や親しい人たちとともに過ごしたい、という方も少なくないのです。在宅医療は、そんな国民のニーズに応える方法でもあります。

アグリグループは、患者さまやそのご家族が安心して在宅医療を受けられるように、さまざまな工夫と努力を重ねてきました。

例えば、病院なら二四時間何があっても対応してもらえますが、在宅の場合、夜中に何かあった場合どうなるのかというのが、患者さま・ご家族の懸念されるところです。アグリグループでは、すべての訪問診療クリニックで二四時間、三六五日対応をしています。これによって、患者さま・ご家族の安心を担保することができます。

そのためにはこちら側の体制を十分に整えておく必要があります。二四時間対応のために無理をしなければならない、スタッフが疲弊してしまうということでは意味がありません。それでは持続的な医療サービスの提供ができなくなります。

そこで大切になるのが「医療の質の向上」です。昼間の訪問診療を手厚くし、患者さまの管理をしっかり行うことで、夜間対応の数を減らすことにつながります。こうすることで、すべての事業所で毎日医師が泊り込まなくても、夜間については一人の医師が複数の事業所を担当するという体制をとることができます。

また、診療のあり方、業務の進め方を根本から見直し、従来慣習的に医師がすべて行なっていたことも、医師にしかできないことは医師がやり、それ以外の仕事は看護師やスタッフが行う、つまりタスクシフトを行うようにしました。これによって、医師の数を増やさなくても、多くの患者さまに対して医療の質を落とすことなく医療サービスを提供できるようになりました。これは研修医のときに過ごした徳洲会での経験が活きています。

もちろん、病院には病院のメリットがあり、病院でしかできない治療があります。いくら二四時間体制をとっているといっても、在宅医療では病院のようにすぐさま医師が駆けつけることはできません。距離がある分、どうしてもタイムラグが生じます。そこで、緊急の場合は、電話やオンラインでアドバイスをしたり、看護師だけが先に患者さまのもとに向かい対応するなどの対策をとっています。

いっぽう、在宅医療だからこそのメリットもあります。

例えば、患者さまの日常を変えることなく治療ができることです。人は環境が変わるだけでも大きなストレスを感じます。とくに高齢者の場合はなおさらです。夜眠れなくなり、譫妄《せんもう》が生じたり、認知症が進んでしまったりするケースも見受けられます。入院という大きな環境変化を避け、ストレスを少なくできるのが在宅医療なのです。

また、家族がいつもそばにいて見守ることができるのも、患者さま・ご家族にとっては大きな安心材料といえます。その分、ご家族の負担は増えますが、介護サービスを適切に利用することで減らすことは可能です。

在宅医療の進展によって、人生の最後の時間を病院で迎えるのではなく、住み慣れた場所で、リラックスし、自分らしく、家族や親しい人と十分に触れ合いながら過ごすことが可能になります。自宅にいても十分な医療を受けられることへの理解が進めば、結果的に国の医療費削減という大きな社会課題の解決にもつながります。

在宅医療が日本の医療の未来を拓く――アグリはその先駆者として走り続けていくつもりです。

社会課題の解決に取り組む

人は例外なく死を迎えます。

高齢化が進展した日本では、死者数が急増し総人口が減少する「多死社会」を迎えています。二〇二三年の死者数は約一五九万人で、過去最多となりました。これは、一九八九年（平成元年）と比べると約二倍、この二〇年でも一・五倍という数字です。

さらに、この先日本の死者数は、二〇四〇年まで増え続けると予想されています（国立社会保障・人口問題研究所の推計）。その後も、二〇七〇年までは年間一五〇万人以上で推移すると見込まれています。

戦後、日本では自由開業制のもと民間病院の整備・充実が図られ、多くの病院がつくられました。それにともない病床数も右肩上がりで伸びていきました。

病院の整備と病床数の増加は、日本人の平均寿命の伸長に大きな役割を果たしたと思います。同時に、日本人の人生の最期の迎え方にも大きな影響を及ぼし、病院で亡くなる方が圧倒的に多くなりました。

その結果、医療費が膨れ上がり財政を圧迫します。もはや増え続ける死者数に対応するために、病院や病床数を増やせるほどの予算はありません。これ以上は耐えきれないということで、在宅医療へのシフトという方向性が、国の政策として打ち出されてきました。

これから先、日本では病院で最期を迎えることは簡単にはできなくなるでしょう。だからこそ、在宅医療・介護サービスの充実は急務なのです。

病院だけでは解決できない課題を解決する。病院の代替として、地域に質の高い医療を提供する。これがアグリグループの使命です。

アグリグループが行なっている事業は、患者さまとそのご家族に安心の医療・介護サービスを提供することですが、それは同時に日本が抱える大きな社会的課題に真正面から取り組んでいることなのです。

地域全体が病棟

アグリグループの事業は、各施設の半径一六キロ以内の地域の医療を守ることです。

病院に入院しなくても、この地域に住んでいれば、どこにでも私たちは医療をお届けすることができます。いうならば「地域全体が病棟」なのです。

「いつでも」「どこでも」「だれにでも」医療サービスを提供することが、医療の理想の姿です。従来、それは病院という「ハコモノ」を中心とした話でした。

私たちが医療・看護サービス付きの有料老人ホームを立ち上げたときも、自分たちの老人ホームという「ハコモノ」の中で、それを提供していました。

ですが、周辺の老人ホームから「私たちのところも診てほしい」というお声かけがあり、その延長線上で個人宅への訪問診療サービスを始めることになりました。

私たちは「ハコモノ」の中で医療を提供するのではなく、「ハコ」の外の患者さまもカバーするようになったのです。

患者さまを「ハコ」の中に連れてくるのではなく、私たちが地域に出かけ、その場で治療する。昔から往診はありましたが、どちらかといえば、それは臨時的な対応であることが多かったと思います。アグリグループが提供するのは、訪問診療が前提の新しい時代に対応した医療スタイルです。

医者の力だけで、この新しい医療スタイルを運用していくことは到底できません。看護師をはじめ、すべてのスタッフの力が集約されて初めて、この事業は成り立ちます。

私たちの患者さまは、基本的に重症の方です。どんな優秀な医者でも、重症の患者さまを一人で二四時間診ることは不可能です。しかし、看護師を中心としたチームがあれば、それが可能になるのです。

私たちアグリグループでは、現在約四〇名の常勤の医師に対して、約一三〇名の常勤看護師がいます。グループ全体のスタッフは約五五〇名です。この五五〇名の力で、約七〇〇〇名の患者さまを二四時間、三六五日サポートしているのです。

なかでも、看護師の果たす役割は、これからさらに大きくなっていくでしょう。医師が行くことができないときでも、看護師が患者さまのもとに駆けつけ、カメラでライブ映像を送りながらオンライン診療で医師の指示を仰ぐことで、医師が現場にいるのと限りなく近い環境で看護師が必要な処置をすることができます。

一般的に、一〇〇〇床の病棟がある病院は、一〇〇〇名くらいのスタッフがいます。七〇〇〇名の患者さまを受け入れているアグリは、ある意味七〇〇〇床の病棟を五五〇名のスタッフで運営しているといってもよいでしょう。

病院という「ハコモノ」だけで地域の医療を担うことができない時代、「ハコ」を取り払って地域全体を「病棟」ととらえる在宅医療サービスは、地域医療の未来のモデルを示しているといっても過言ではありません。

地域への恩返し

アグリグループは茨城県で創業し、現在、千葉、東京、埼玉、神奈川、新潟、静岡、愛知、栃木の各都県およびベトナム（ハノイ）に拠点を置いています。

茨城を創業の地に選んだ理由の一つは、私自身筑波大学を卒業し、その後も茨城県内の病院で育ててもらったという事実があるからです。医療過疎地でもある茨城県に、何らかの形で恩返しがしたい。そんな気持ちがありました。

新潟県糸魚川市に拠点をつくったのも、故郷に対して何か貢献したいという動機からでした。

二〇一六年一二月二二日、糸魚川市で大規模な火災が発生しました。駅前の商店街の一角から出火し、強風にあおられてあっという間に市街地に燃え広がりました。死者こそ出ませんでしたが、住宅や商店など一四七棟が焼損しました。

その復興の過程で、糸魚川市から「在宅医療のできる医療機関が足りない」という声を聞き、アグリがクリニックをつくることを決断したのです。

きっかけになったのは、糸魚川市出身の医師が二〇人ばかり集まった会合でした。お膳立てをしたのは、糸魚川市と、京都府立医科大学の学長を務められた山岸久一先生です。冒頭のあいさつで、山岸先生は涙ながらに次のように訴えかけられました。

「私は糸魚川に生まれ、糸魚川に育てられて、京都府立医科大学に行くことができた。以来、ずっと京都を中心に医療を続けている。この間、故郷の糸魚川に戻って地元に貢献したいと何度も考えたが、そのたびにそのときの立場で果たすべき責任や役割があって、戻ってくることができなかった。長年の間、故郷のために活動したいと思いながら、結局のところその思いを果たせず、齢《よわい》七〇を超えてしまった。今、故郷の糸魚川がこのような大変な事態になっているのを見て、もっと早くから何かできることがあったのではないかと考えてしまう。そのことだけが心残りだ」

山岸先生の言葉が、胸に響きました。私も心の奥底に、同じ思いを抱えていたのかもしれません。ですが、幸いにも私はこのときまだ三〇代後半でした。

今の私なら、まだ何か故郷に貢献できることがあるかもしれない。そして、それはとても幸運なことなのかもしれない。そのことを強く感じて、糸魚川でクリニックを開設しようと心に誓ったのです。

開設当初は、私もよく診療のサポートに出かけました。自分を育ててもらった地域で医療を提供できることに対しては、やはり格別な思いが湧き起こってくるものです。実家の家族や、地元の知人・友人からさまざまな声かけがあり、故郷にクリニックをつくってほんとうによかったと思いました。

今、都市では急速に地域コミュニティが希薄化しています。「個人」の意識が高く、また地域と強い関係を結ばなくても十分に暮らしていけて何も困ることはないからかもしれません。

もちろん、地方においても同じ傾向はあります。ただ、都市に比べると、まだ地域のコミュニティが生きているという気がします。

人間は、ほんとうは地域と切り離されては生きていくことはできない存在です。平時には地域と何の関わりもなく生きていけるようにみえても、いざというときに「地域の力」は不可欠です。

私たちが提供する在宅医療も、地域の力の一つです。在宅医療は、まさに半径一六キロ以内の地域に限定された、地域密着の医療サービスなのです。

アグリのすべての拠点は、それぞれの地域の力です。その地域に生まれ、地域に育ててもらった人はもちろん、たとえ生まれ育った地域は異なるという人も、現在その地域に生かされているという点は変わりありません。

アグリの仕事は、自分を生み育て、生かしてくれている地域のためにあるのです。地域の力となれること。地域に恩返しすることができること。それができる喜びをつねにかみしめています。

遠隔医療

日本の医療保険制度の特長の一つが「フリーアクセス」です。フリーアクセスとは、患者が自分が受診したい病院やクリニックを自由に選択できる制度です。

これはすばらしい制度ですが、負の側面もあります。医療機関に通う必要がない軽症の方が、「心配だから」「念のために」といった理由で病院を受診しているからです。これは基礎疾患がない五〇歳までの受診者の八～九割にのぼるといわれています。

この方々の受診が全くのムダになっているとはいいませんが、単に医師から「大丈夫」という一言をもらうためや、症状をやわらげるための薬が欲しいために医療機関を受診しているという実態があり、増え続ける日本の医療費の一因にもなっています。

勤務医時代、休日や夜間の当直をしているとき、私もこのような患者さんをよく診察していました。患者さんに悪気はないのですが、医師にとっては休む間もなく働き続ける状況が続くことになります。医療費の増大という問題に加え、医師の過重労働という問題も抱えているのです。

この現状を何とかしたいと思って開発したのが、遠隔医療アプリ「リーバー」です。これは、利用者からの医療相談を、問診機能を備えたチャット型ロボットが受けて、これを医師につなげるシステムです。医師が問診内容をチェックし、回答を作成して利用者に返信します。処方箋は書けないので、薬を勧める場合は市販薬のみになりますが、じつは処方薬と遜色ない市販薬が多く販売されていることを医師も患者さまも気づいていないのです。さらに、これなら医師にとって外来で診察するよりもずっと短い時間で済むのです。

少子高齢化、そして人口減少時代に突入した日本では、もはや従来のような手厚い医療体制を維持するのは困難です。ＩＣＴを用いた遠隔医療によるセルフメディケーション、セルフケアの推進は、医療費削減や医師不足への対応という意味でも、重要な役割を果たす時代を迎えるでしょう。

医療機関は、そこでの治療をほんとうに必要としている方に対して、確実に医療を提供しなければなりません。遠隔医療は、国民が必要な治療を適切に受けられるようにするための必要不可欠なトリアージの手段だと考えています。

遠隔医療アプリ「リーバー」の普及はまだ緒に就いたばかりですが、コロナ禍のさなかには、さまざまな分野で活用が広がりました。

まず茨城県、千葉県、群馬県、岡山県では新型コロナウイルス感染症と診断を受けた自宅療養者へこの遠隔医療アプリの活用が進みました。新型コロナウイルス感染症は急変することもある病気でしたので、多くの自宅療養者は不安な気持ちを抱えて療養していました。私たちの提供する二四時間三六五日の医療相談サービスによって、利用者の実に八〇％以上が不安が軽減したと回答しました。

また当時、学校や幼稚園・保育園では、朝に熱を測って、その値が一定以上であれば登園・登校を控えなければなりませんでした。「リーバー」の問診機能を転用し、体温や症状を医師ではなく学校の先生に共有するしくみを急ピッチで開発し、地元の教育機関へなんと一人月額一〇円という安価で導入しました。一〇〇年に一度の異常事態のもと、教育委員会や教育機関にいち早く意思決定していただき多くの子どもたちの健康と教育を守りたい、という思いからでした。このアプリを導入することで、親は園児や児童・生徒の発熱状況を学校の先生と共有することが簡単になりました。朝の職員室は出欠席の連絡のため電話の嵐だったようですが、リーバー導入後にはピタリと電話が鳴り止み、学校の先生の働き方改革にも大きく寄与しました。「リーバー」は、当初つくば市とつくばみらい市の小中学校で導入され、とくに教職員に好評を博しました。最も使われたときには、全国一六〇〇校、五〇万人が毎日使うサービスに成長しています。また、これだけ多くの皆さんに利用していただいた副産物として、京都大学の西浦博先生との共同研究開発により各学校での体温データや欠席状況などのビッグデータから感染症の流行予測も可能になりました。

これまでの医療は、外来と入院が中心でした。そこに、「第三の医療」として在宅医療が、そして「第四の医療」として遠隔医療が登場しました。アグリグループは、その第三、第四の新しい医療を担っています。

「次世代の医療のプラットフォームは私たちがつくる」――そんな思いで医療サービスを提供し続けます。

働き方改革の先に

医療現場の働き方改革――それは、私がアグリグループを起業したときからの大きなテーマでした。従来の医療現場の働き方は、過酷すぎる面があったからです。患者さまのいのちに関わる仕事ゆえの厳しさがあるのは当然ですが、現場があまりにも疲弊すれば医療の質の低下を招きかねません。現場で働く医師、看護師、スタッフの身体的・心理的安全が守られてこそ、よい医療サービスを提供できるのです。

アグリグループは、そんな考え方のもと、長時間労働や過重労働に陥らない働き方を追求し、それを実現するしくみを少しずつ整えてきました。

しかし私はもともと過酷な現場で働く心臓外科医であったがゆえに、恥ずかしながら創業当初は一緒に働き始めた医師以外の看護師やスタッフに過剰な労働を求めていたこともありました。心臓外科医としての働き方を他のスタッフに求めてしまったのかもしれません。しかしそのような働き方では長く働き続けることはできず、数多くのスタッフが私のもとを離れていきました。ほんとうに申し訳ないことをしたと反省しています。

現在、日本社会全体としても、あらゆる業界で「働き方改革」の取り組みが進み、以前に比べると働く人の労働環境はずいぶん改善されました。これは好ましいことです。

いっぽうで、例えば労働時間が短縮されたこと自体はよいとしても、それにともない提供する商品やサービスの質も低下する、というのはどうでしょう。事業内容によっては、「それもやむなし」というケースがあるのかもしれません。

しかし、私たちが携わる医療という現場では、そういうわけにはいきません。働き方改革は実施しなければならない。それによって提供する医療の質が落ちてはいけない。この相反する二つを両立させなければならないのです。アグリグループでは、それをタスクシフトの強化など時間当たりの労働生産性を上げることで対応してきました。

ただ、質の高い仕事を提供するためには、仕事の量をこなす必要がある、というのも事実です。医療、看護、介護の現場では、やはりどれだけの経験を積み重ねてきたか、どれだけの修羅場を乗り越えてきたか、がモノをいう場面があります。働く人の心身の健康を守るために、ただ労働時間を削減すればいい、なるべく負荷がかからないようにすればいい、というだけでは解決しないのです。

ほんとうに質の高い医療を提供するためには、ハードワークの経験も必要です。とくに若いころの一時期には、仕事に没頭するという期間があってもいいはずです。これからの時代、働き方改革の恩恵を享受するだけでなく、自らが何をめざし、そのためにどのような経験を積んでいくのか、働く人自身に自覚と覚悟が求められる時代になっています。

「手あて」の技と心を磨く

日本の少子高齢化の勢いが止まりません。今後、生産年齢人口の増加は見込めないのに、医療や介護などの需要と、それにともなう支出は増大していくという厳しい時代を迎えます。そのような時代に生き残っていくために、私たちはどうあるべきでしょうか。その答えの一つが「手あて」の磨き込みとアップデートです。

これまで人の手で時間をかけて行なってきたことでも、ＡＩを活用すれば瞬時に解決します。私は起業したときから、「機械やＡＩではできないこと、人間にしかできないことは何か」という問題意識を持って事業の選択を行なっていましたが、これほど早くＡＩが実用化されるとは思っていませんでした。

ＡＩが優れている点はどんどん活用すべきです。例えば患者さまに対するより有効な治療法の提案、診療カルテのサマライズの作成、要介護者のケアプランのアドバイス、ＡＩガイド下でのエコー検査などです。ＡＩは仕事の時間短縮や医療の質の向上をサポートしてくれ、結果として、私たちの「手あて」を磨き込んでくれるでしょう。

今後、とくに情報や知識を扱う類の仕事は、人間からＡＩにシフトしていくものと思われます。したがって、これからはＡＩにはできないこと、つまり人間にしかできないことに価値が置かれる時代になります。その代表的なものが、繰り返しになりますが「手あて」なのです。

患者の静脈から採血を行う、溜まった腹水を抜く、体位交換を行う……どれも現在のＡＩや機械にはできません。おそらく数十年先の将来も在宅医療の現場では簡単には実現しないと思われます。できたとしても途方もないコストがかかったり、ハードウェア自体が大きすぎるため、とくに在宅医療のような複雑な環境下においては人の手で行なったほうがはるかに安全で効率的な時代がしばらく続くでしょう。ですから、在宅医療において、「手あて」は非常に価値の高いリソースなのです。

医療は患者と医者、人と人とが接する「リアル」な世界です。その接点を大切にし、どれだけの思いとエネルギーを投入できるか。それが在宅医療の行く末を決めるといっても過言ではありません。「手あて」こそ、私たちの成長と生き残りのカギになります。そのためにも、「手あて」の技と心を日々磨き上げていくことが大切です。

世界の「旅の衆」として

二〇四〇年ごろ、日本の高齢者医療は曲がり角を迎えます。なぜなら、このころ日本の総死者数がピークを迎えるからです（推計一六四・九万人）。

これは日本全体の数字ですから、地方に限っていえば、ピークはおそらくこの五〜一〇年前に訪れると予想されます。

今は在宅医療患者が増え続けているとしても、この先は患者が増えない状況が必ず訪れます。その時代に対応するために、何ができるのでしょうか。

私は、この先の日本がもし、これまでのような豊かな生活を享受し続けることを望むのであれば、現在人口が増え続けている〝若い国〟に積極的に出ていくことが必要不可欠だと考えています。

私の故郷の糸魚川では、古くから冬の過酷な環境を避けて都会に出稼ぎに行くことが当たり前でした。そのような人をふるさとの方言で「旅《たび》の衆《しょう》」と呼んでいました。旅の衆の中には、そのまま大都会に住み着いてしまう人もいましたが、故郷に仕送りをして家族の生活を支えたり、稼いで貯めたお金を持ち帰り、故郷のために尽力してくれた人もいたのです。

糸魚川に限らず、地方から都会に出て働く「出稼ぎ」は、全国各地で行われていたものです。今後はその視野を国内から世界に広げ、日本人がグローバルな「旅の衆」にならなければなりません。

私は研修医時代の終わりに、二カ月間ベトナムに海外留学をしました。

現在、筑波大学附属病院長である平松祐司教授から「フランスとベトナムのどちらがいいか」と聞かれ、私は迷わずベトナムを選択したのです。ベトナムのほうが日本とは全く違う環境下での手術を経験できるのではないかと思ったからです。

実際、当時のベトナムは、設備も器具も日本と比べると格段に劣っていました。しかし、医師たちの技術は非常に高く、難度の高い心臓外科手術も次から次へとスピーディにこなしていました。ところが、病院の給料はとても安い。そこで、やり手の先生は自宅でクリニックを開業し、病院とは別にサイドビジネスで収入を得ていました。「医者をやりながらでも、ビジネスを立ち上げることができるんだ」——彼らのバイタリティあふれる姿を目の当たりにしたことが、のちに私自身を起業へと向かわせる一因にもなりました。

また、女性たちも働く意欲が旺盛でした。「休みを与えられるのなら、その分も働くから追加で給料を出してほしい」というくらいです。そのハングリー精神に目を見張ったものです。

日本は成熟社会になり、このようなハングリー精神からはますます遠ざかっています。もちろん、それは人間の暮らし方として望ましいことではありますが、世界との競争の中では太刀打ちできなくなるかもしれません。

若い人が多く、これから伸びていく国は、活気に満ちあふれています。そのような環境に身を置いて、彼らとともにハードワークをこなしていくという経験が、これからの日本人には必要ではないでしょうか。そういった国々で経験を積み、たくましく成長した日本の「旅の衆」が、これからの日本を力強くリードしてくれることを、私は期待しています。

第3章

彩りのある医療をめざして

彩りのある医療

医療従事者ならだれでも、患者さまに対して「最高の医療」を提供したいと考えるでしょう。私もそうでした。

しかし、在宅医療に携わるようになってから、その気持ちに少し変化が生じました。というのは、「何が最高か」は、受け手によって違うからです。こちらがよかれと思って提供しても、それが必ずしも患者さまの幸せや満足に最も近づくとは限らない。

患者さまの望みや治療への思いは千差万別です。「医学的にはこれがベスト」とわかっていても、ほんとうにそれが目の前の患者さまを幸せにするのか、少し立ち止まって考えてみる必要があります。

例えば、医学的にタバコは健康を害するとされています。ですから、病気の治療中にタバコは控えるべきですし、ましてや入院中の禁煙は当然でしょう。

ところが、在宅医療の場合は、少し話が違ってきます。一般的には、在宅医療中でもタバコは吸わないほうがよいに決まっています。タバコは肺の機能にダメージを与え、がんや心筋梗塞のリスクを高めます。健康面だけでなく、タバコの火の不始末による火事の発生や、酸素呼吸器を使っている場合には引火のリスクも生じます。

いっぽうで、愛煙家にとっては、タバコはやすらぎ、くつろぎのアイテムです。患者さまによっては、生きていることを実感できる数少ない機会になっていることもあります。

人生の残り時間をどう過ごすのか。在宅医療は、住み慣れた家で、最もその人らしく過ごせる方法です。その選択肢を「医学的なベスト」だけで制限すべきではないと思うのです。

ある末期のがん患者さまのケースです。

余命いくばくもないという状態でしたが、ご本人が思い出の場所に旅行に行きたいと希望されました。

医師や看護師の立場からすると、これは危険なことです。万一、旅先でからだに不調をきたせば、すぐに駆けつけることができません。

「危険だから、やめておきましょう」ということもできたはずです。でも、担当スタッフたちは、何とかこの患者さまの願いをかなえて差し上げたいと思いました。苦しい闘病生活を続けてこられたご本人の、たっての望みでした。今回断念すれば、もう二度と家族全員で旅行できるチャンスは訪れないかもしれないのです。医療従事者だからといって、その機会を奪うことはできない……そう考えたのでした。

その代わり、安全な旅ができるようさまざまな手を尽くしました。できるだけ無理のない移動、余裕のあるスケジュール、体調が悪くなったときの対処法の確認など。こうして、この患者さまは家族とともに無事に念願の旅行を果たすことができました。ご本人、ご家族から深く感謝されたことは言うまでもありません。

「百花繚乱」という言葉があります。たくさんの花々が咲き乱れる様子を指したものです。スミレはスミレとして、タンポポはタンポポとして花を咲かせるのが自然の姿です。スミレはタンポポのように咲けませんし、咲きたいとも思いません。草花たちはそれぞれ自分の花を精いっぱい咲かせます。

私の祖父の代から始めた家業でもある錦鯉事業にも相通じることがあると感じています。錦鯉には「紅白《こうはく》」「三色《さんけ》」「藍衣《あいごろも》」など無数の品種があり、またどれ一つとっても同じ模様はありません。

さまざまな花や錦鯉、それが全体として調和した、美しい自然を形づくるのです。人間も同じです。何かにとらわれて本来のあり方を忘れてしまうと、苦しくなったり、不幸になったりします。患者さまを何かの枠に当てはめて、枠の中に収めようとするのは、お互いを不幸にします。

お一人おひとりの患者さまは皆、病歴、病状も違えば、性格、望み、ご家族との関係も異なります。そうした背景を汲み取って、ステレオタイプではない、オーダーメイドの医療を提供できるのが在宅医療の強みです。

「彩《いろど》りのある医療」――一人ひとりの個性を尊重し、最善の医療を個別に創造していくこと。これがアグリがめざす医療の姿です。

最後の最後まで最善を尽くす

「彩りのある医療」とは、正解のない医療でもあります。

そもそも、医療行為そのものが、正解にたどり着くのがきわめて難しい側面があります。

例えば、ある患者さまに対する治療法として、AとBの二つの選択肢があったとしましょう。さまざまな治験があったとしても、患者さまの病状は千差万別であり、ほんとうにどちらが効果的なのかは、やってみなければわかりません。そして、たとえやってみたとしても、Aを選択すればAの結果しかわかりません。Bを選択していればどうなったのか、もはや確かめようがないのです。

在宅医療を始めた当初は、私自身にも戸惑いがありました。

病院に勤務していた心臓外科医時代には、集中治療室（ＩＣＵ）で高度な医療機器を駆使しながら治療や術後管理を行なっていました。病院ではそれが当たり前でしたから、在宅医療でも同じレベルの治療を提供しようとしていたのです。

ところが、いざ在宅医療を始めてみると、病院での治療とは少し異なる面がある、ということに気がつきました。当然のことながら、在宅ですから、病院のように高度な医療機器をすぐに使えるわけではない。在宅、訪問診療という条件の中での治療ということになります。私とスタッフとの間に微妙な温度差や治療についての考え方の違いが現れてくることがありました。

あるご高齢の患者さまが尿路感染症を発症されました。もともと高齢者の皮膚は弱いところに、抗生剤の副作用を併発したことで皮膚がただれてしまいました。ただれた部分から浸出液が出て、見るからに痛々しい状態です。

病状としては深刻でした。どんなに手を尽くしても、回復の可能性はきわめて低い。それでも私は、浸出液をカバーするためアルブミン製剤を投与し続けました。それで何とか患者さまの血圧が維持され、小康状態が続きました。何もしなければ数日ももたなかったかもしれません。結果的には一カ月後に逝去されました。

この治療に対しては、スタッフからもさまざまな意見がありました。実際いくらアルブミン製剤を投与しても、すぐさま皮膚から漏れ出してしまうほどの状態だったのです。日に日に浮腫《むく》みもひどくなり、痛々しくて見ていられないくらいでした。ほんとうにここまでする必要があったのか。ご本人はそこまでの治療を望んでいたのか。それはわかりません。スタッフの中には、「もっときれいな状態で最期を見送ってあげたかった」という思いを抱く人もいました。私自身、このスタッフたちと何度も議論し、自身の決定に悩み後悔もしました。

ただ、ご家族は治療を希望しておられたし、私も全力で救わなければならないという気持ちで臨んでいました。

何が正しい選択だったのか。それは今でもわかりません。

それから三年ほどたったときのことです。この患者さまの義理の娘さんから、「実の父をアグリの老人ホームに入居させたい」というお話がありました。

どうしてアグリの老人ホームを選ばれたのか。伝え聞いたところによれば、「義母が在宅医療でお世話になった際、伊藤先生が最後まであきらめずに精いっぱい治療をしてくださった。そのことが心に残っているので」ということでした。過去に後悔した私にとって救われる思いでした。

医療には、さまざまな選択肢があっていいのです。それぞれにちゃんとした根拠があるならば、どれが正解でどれが間違っているなどとは、軽々に判断できるものではありません。

そのうえで、やはり医師であれば、医療従事者であれば、最後の最後まであきらめてはいけない。今できることに対して全力を尽くしていく。この姿勢を絶対に忘れてはいけないと思うのです。

在宅医療の結末とは何でしょうか。人は例外なく死を迎えるわけですから、最終的には「看取り」に限りなく近づいていくことには違いありません。

しかし、私はそれだけをゴールにすべきではないと考えています。たとえ遠からず寿命が尽きるだろうと予想される場合でも、だからといってすべてを簡単にあきらめてしまうのは治療の放棄です。

懸命の治療によって、患者さまのいのちが少しでも延びるかもしれない。少しでも延びれば、その間にご家族と共有する時間が持てて、これまで伝えられなかった思いを伝えられるかもしれない。患者さまとそのご家族の間にどんなドラマが起こるのか、あるいはどんな奇跡が起こるのか、それはだれにも知ることができません。

私たちは、人のいのちに向き合うということに真摯であるべきです。いのちの営みには、計り知れないものがあります。私たちはそれに対して謙虚でなければならないのです。

どんな状況でも、最後の最後まで最善を尽くす——このことだけは、医師として、医療従事者として、けっして忘れてはいけない姿勢だと思っています。

患者さまの思いと向き合う

彩りのある医療――それは、一人ひとりの患者さまの思いに合わせて提供する医療です。患者さま、ご家族とともに、どうしたいのか、何を欲しているのか、何が最善の医療かを話し合い、考え抜いて、一つひとつ答えを見出していく。とても手間のかかる、しかし手をかけるがゆえに、それぞれの患者さまのいのちが輝きを放つ医療です。

患者さまが、いのちや生き方に関わる重大な決断をしなければならない場合、そこに迷いや葛藤が生じるのは当たり前です。医療の立場からすれば、「AかBか、どちらかを選ぶしかない」という場合でも、単純に「どちらにするんですか」という臨み方では、患者さまは不信感を抱かれてしまうかもしれません。

なかなか結論に至らないときも、結論を導き出すまでのプロセスを共有し、ご本人の迷いや葛藤を理解し、何が最善の選択かを一緒に考えていくという姿勢が大切だと思います。

若くしてＡＬＳ（筋萎縮性側索硬化症）を発症された患者さまを私たちの老人ホームで受け入れたことがありました。ＡＬＳは、全身の筋肉が徐々に萎縮していく難病で、手足が動かせなくなったり、のどや舌の筋肉が衰えることで嚥下障害や呼吸困難を引き起こしたりします。

病気が進行すると、日常生活にさまざまな制限が生じます。毎日の食事はその最たるものです。その患者さまも嚥下機能が低下していたため、誤飲の可能性がある食べ物は一切食べられず、ミキサーで細かく砕いたものやペースト状にしたものを少量ずつ、慎重にとらなければならない状態でした。

自力呼吸が難しくなれば、最終的には人工呼吸器に頼るほかありません。

しかし、ご本人は「人工呼吸器はつけたくない」とおっしゃるのです。呼吸が苦しくなると、「つけるしかない」と一時的なマスク型呼吸器装着に同意されます。恒久的な人工呼吸器の装着は大きな病院でしかできません。いざ病院に行くと「つけたくない」と拒否される。これが何度も繰り返されて、とうとう病院から「もうこちらには送ってこないでください」と言われてしまいました。

病院の立場も十分理解できます。ですが、やはり患者さまの人生とＱＯＬ（生活の質）を大きく左右する処置や治療については、ご本人の気持ちに寄り添うというスタンスが、もう少し必要ではないかと感じました。

結果的にこの患者さまは別の医療機関で人工呼吸器装着の手術を受けられました。人工呼吸器をつけたことで、食べたものが気管に入る可能性は少なくなりました。とはいえ、何でも食べられるわけではありません。

ご本人は「ラーメンが食べたい」「アイスクリームが食べたい」とリクエストを出されます。安全面だけを考えたならば、そういう食事は避けたほうが無難です。でも、「彩りのある医療」がモットーの私たちは、よほどの無理がなければなるべく本人のご希望をかなえて差し上げたいというスタンスです。時にはアイスクリームやラーメンを食べられる暮らしを提供させていただきました。

人はだれでも自由に生きたいと思いますし、自由に生きる権利があります。さまざまな医療上の制約がある中でも、人が自由であることを認め、最大限に尊重できるのが在宅医療の長所です。

一期一会の訪問診療

在宅医療の難しいところは、患者さまやご家族のご要望に、すべてお応えすることが、必ずしも正しいわけではないという点です。

もちろん、ご本人の希望、ご家族のご意向を最大限受け止めて、それにかなうような医療を提供するのが原則です。でも、「こうしたい」「こうしてほしい」の中身が間違っていれば、それを正さなければなりません。間違っていることを「正しい」と思いこまれている場合もあります。そんなときは、患者さまの認知のゆがみを修正していくところから始める必要があります。

三〇代の女性の患者さまでした。子宮頸がんだったのですが、ご本人はある人物が薦める民間療法にはまってしまい、標準的な治療をずっと拒《こば》んでこられました。その結果、からだのあちこちにがんが転移し、最終的には末期がんの状態になりました。

両親が無理やり実家に連れて帰り、そこへ私たちが訪問診療することになったのです。

初診のときから、呼吸をするのも苦しそうでした。肺に転移しているため、息を吸い込んでも吸い込んでも、なかなかからだに酸素を取り入れることができません。せっかくお母さんが食事を作っても、ろくに食べられない。からだはますます痩せ細るばかりでした。

息が苦しいときは、酸素吸入器を使うという方法があります。でも、患者さまはそれすら「吸いたくない」といって拒まれるのです。

「そうなんだ……」と私はいったんその気持ちを受け止めました。

「でも、息が苦しいよね。このままじゃ、ご飯も食べられなくて、お母さんが心配しているよ。だからね、まず酸素だけでも吸ってみない？　楽になるよ」

というような話をしました。このときは私も三〇代。ちょうど患者さまと同い年でした。同級生の誼《よしみ》のような縁を感じてもらえたのかもしれません。

「じゃあ、伊藤先生のことを信じて、酸素だけ吸ってみる」

そう言ってくれました。

その日の夕方、酸素が届きました。

酸素吸入すると、「こんなに違うんだ」と笑顔でおっしゃり、とたんに楽になったようでした。だから、お母さんが作ってくれた夕食をおなかいっぱい食べられたのだそうです。患者さまとご家族にとって、久しぶりに家族団らんのひとときを過ごせたのです。私はその夜、電話で報告を受けて「ほんとうによかったな」と安堵しました。

翌日、その患者さまが旅立たれたという連絡がありました。

ご家族の話では、最後の夜は酸素吸入によって低酸素状態から解放され、顔色もよくなり、久しぶりに笑顔が戻ったとのことです。自分から「ご飯を食べたい」と言って、お母さんの手料理をおいしそうに食べた。長い間、つらい時間が続いたけれども、最後の最後に、ぬくもりのある時間が持てたことだけはよかったと思う……と。

患者さま一人ひとりに異なる人生の歩みがあります。在宅医療は、その異なる人生一つひとつに寄り添うことです。

一つひとつの異なる人生、そのすべてに尊厳があります。だからこそ、医学的な正論を押しつけるだけではいけない。かといって、患者さまの言うことを何でも聞いてあげるだけでもいけない。経験を積み重ねることは重要ですが、経験だけで判断できるものでもない。

毎回の訪問診療、毎回の訪問看護が、一期一会の患者さまとの出会いです。私にとっては、この積み重ねた一つひとつの出会いがすべて宝物だと思っています。

これらの出会いを通して、私は在宅医療の可能性が無限大であることを教えられました。それは同時に、毎回その可能性を生かすような訪問診療ができたのだろうかと、胸に問う日々の連続でもあるのです。

だれひとり取り残さない医療

近年の医療の進化・発展は、目覚ましいものがあります。しかし、医療技術の発展や医薬品の進化だけで患者さまを救えるのかといえば、そうではありません。

患者さまは、一人の人間です。医療技術や医薬品が効果を発揮する場合もありますが、「人間の力」でしか救えないケースもあるのです。在宅医療に携わっていると、そのことを痛感する出来事がよく起こります。

あるとき、「入院治療に不満を抱いて自宅に戻った患者さまがいるが、アグリグループで引き受けてもらえないだろうか」という話が舞い込んできました。聞けば、入院中にさまざまな不満を抱き、そのストレスから暴言を吐いたり、火のトラブルを起こすなどしていたとのことです。そのようなマイナスの事前情報がもたらされると、なかなか引き受け手がいなくなるというのが現実です。そして、実際にこの話は現場の判断で一度はお断りを入れていました。

しかし、伝えられて来る情報だけではほんとうのところはわからない、というのもまた事実です。実際にその患者さまにお会いして、状態や状況を見ないうちから判断はできないと思い、相談員や看護師と相談のうえ、一度一緒に伺うことにしました。もちろん身の危険を感じたらすぐに撤退する予定でした。

訪ねてみると、患者さまは心身ともにかなり衰弱した状態でした。歩くことはもちろん自分で立ち上がることもままなりません。エアコンの暖房は入っていましたが、フィルターの清掃もされておらず効いていません。凍えるような寒さの中で、患者さまは布団の中で震えていました。入院中はトラブルを起こしたのかもしれませんが、もはやこちらが危険を感じるような問題を起こすだけのエネルギーはないように思えました。むしろ医療の前に生活を整えなければ生命の危機が迫っていることは明らかでした。

本人と話を進めていくと、「入院はしたくないがもちろん死にたくもない。自宅にいて治療を受けられるならそうしてほしい」ということになり、アグリグループで訪問診療を提供することになりました。

もし、あのまま引き受け手が見つからないままだったら、この患者さまはほどなく亡くなっていたでしょう。それくらい切羽詰まった状態でした。

どんな人にも「生きたい」という思いがあります。在宅医療はその思いに応える最後の砦の一つかもしれません。私たちが引き受けなければ、その患者さまは取り残されてしまうことになります。

だれひとり取り残さない医療――それが、本来医療があるべき姿であり、アグリグループがめざす姿です。

そのとき何が求められるのでしょうか。医療技術や医薬品の力が必要であることはもちろんですが、最後の最後で求められるのは、一人ひとりの医療従事者の「いのちを救いたい」という強い思いではないでしょうか。

「医者と患者」「医療機関と患者」という関係性の前に、私たちは「人と人」「人間対人間」の関係であるはずです。その前提を忘れ、医者や医療機関の論理だけで患者さまに対応していては、患者さまの中に医療への信頼は生まれません。

入院治療に不信感を抱き、治療を半ば拒否して自宅にこもっていた患者さまが、アグリの在宅医療は受け入れてくれたのです。アグリは、プロフェッショナルな医療従事者として患者さまに対応すると同時に、一人の人間として患者さまとも向き合っている。そのことを感じ取ってもらえたからかもしれません。

「だれひとり取り残さない医療」の根底に必要なのは、このような「人間の力」なのです。

時間を味方にする医療

拡張型心筋症を患い、心臓移植の必要があるといわれていた患者さまがいました。

当時、心臓移植を控えた患者は、入院して待機しなければならないというルールがありました。

でも、その患者さまは、どうしても退院したいという強い思いを持っていらっしゃいました。旧知の循環器内科の先生から「伊藤先生のところで、この患者さまを診ていただけないか」という相談を受けたのでした。

その患者さまは、「ドブタミン」という強心剤を持続的に静脈注射しなければならない状態でした。強心剤が必要な患者さまを在宅医療で診ることには若干の躊躇がありましたが、私自身は元心臓外科医で、そうした医薬品の取り扱いに慣れていることもあり、「頼まれごとは試されごと」の精神で引き受けることにしました。

毎日、看護師が訪問し、必要に応じて私も往診をしていました。

こうして数年が経過しました。私はアグリグループの経営に専念することになり、現場の診療はすべて後任の院長に引き継ぎました。

院長は、患者さまの状態を見て、ドブタミンの静注量を少しずつ減らしていくという選択をしました。経過を見ながら慎重に、年単位で減らしていったところ、最終的にはドブタミンを投与しなくても大丈夫になったのです。

これは入院治療ではめったにない出来事です。なぜなら、現在の入院治療の診療報酬体系はできるだけ早く退院させることを前提にしているので治療スパンが短く、短期間で解決させなければならないからです。長期間入院すると、診療報酬が削られていくといった経営面の事情があるのです。

これに対して、在宅医療ではそのような制約がありません。心身の状態やご本人の意向を確認し、じっくりと話し合いながら、望む方向に向けて治療を進めることができます。ドブタミンが不要になった患者さまは、結果的に心臓移植の必要性は当面なくなりました。時間をかけた治療ができる、つまり「時間を味方につける医療」を実践できるのが、在宅医療が持つ最大の強みの一つです。

患者さまとご家族の自己実現を支える

彩りのある医療。それは患者さま一人ひとりが、自分のライフスタイルを自分で選択できる治療です。

患者さまだけでなく、ご家族もそうあるべきだと、私は考えています。人はだれでも自己実現したいと思っているはずです。患者さまも、ご家族も、それは同じです。

世間一般では、在宅で療養する患者さまを家族が精いっぱい支える姿が、〝美しい家族愛〟として描かれることがよくあります。もちろん、それは尊い家族の営みだと思います。同時に、それが〝美談〟としてもてはやされることで、家族が犠牲になってはいけないとも思うのです。

とくに若い世代や働き盛りの方々が、本来の価値創出のために時間を費やせないというのは、社会全体から見ると損失であると言わざるを得ません。

私たちは、患者さまの自己実現をサポートするとともに、ご家族の自己実現もサポートできる、そんな存在でありたいと願っています。

そのために大切になるのが、医療・介護の選択肢を幅広くすることです。

アグリグループでは、現在三六カ所に訪問診療クリニックを展開していますが、「つくばみらい」と「かすみがうら」には、それぞれ一九床の入院施設と、五〇部屋・四八部屋の有料老人ホームがあります。また、通所リハビリテーション（デイケア）サービスも提供しています。

このように、多様な形態の医療・介護サービスを提供することで、患者さまとご家族の多様なニーズに対応できるのです。それぞれのご家庭の事情や、ご本人の意思、家族各自の希望に即して、最適な医療スタイルを選べるようにすれば、だれかが我慢するとか、だれかが偏った負担をするという事態は減るはずです。

創業間もないころの話です。一人の看護スタッフから「障がいのある子どもたちを一時的に数日間預かれるようにしたい」という申し出がありました。いわゆる「レスパイト入院」を実施したいという提案でした。

「レスパイト」とは、「一時中断」「休憩」「息抜き」といった意味で、医療業界では、要介護者や障がいのある人を在宅で介護している家族が、一時的に休息をとることを指します。レスパイト入院は、介護から解放される時間を持つことで、介護者に心身ともにリフレッシュしていただこうという趣旨で行うものです。

当時、障がいのある子を持つお母さん方が、子どもを預ける場所がなくて困っていました。友だちとゆっくり旅行に行くこともできず、知人の結婚式に出席するだけでも苦労しました。

ただ、そういう子どもたちを預かるためには細心の注意を払う必要があります。じつは私も心臓外科医時代に子どもの術後管理でその難しさを嫌というほど経験していましたので、当初は腰が引けていました。しかしその一人の看護スタッフの熱情を中心にスタッフ教育が進み、スタートを切ることになりました。創業したばかりのアグリにとっては少々高いハードルのサービスでしたが、社会的使命を果たすという意味でも大切なことだと考え、実施に踏み切りました。

アグリグループでは、現在でも小児科の医師や経験のあるスタッフを配置するなど、レスパイト入院をニーズに応じて提供し、ご家族の支えになっています。

人生の彩りを支え続ける

腎機能が低下し、もうこれ以上やるべき治療がないとして、アグリグループで受け入れたがん患者さまがいらっしゃいました。まだ四〇代の方でした。

化学療法（抗がん剤治療）を続けたが効果がみられず、入院していた国立病院では余命数日しかないと言われていたそうです。

実際、食事をしようとしても嘔吐が激しくて食べられない。仕方なく点滴で栄養補給する状態です。

初めて診察した際の採血の結果は、芳しくありません。なかでも腎機能の数値は深刻でした。

ところが、不思議なことに、腎臓の数値がこれだけ悪いのに、尿はしっかり出ていました。腎不全にもいろいろあり、尿の出が悪くなる乏尿性の腎不全は予後が悪く、あまり改善は見込めません。これに対して、尿の量が多くなる多尿性の腎機能低下は、乏尿性に比べると、まだ腎機能回復の可能性を残している症状なのです。

担当医はそのことに気づいて、点滴の量を増やしました。

「これだけ腎臓の数値が悪いのに、尿だけはちゃんと出ている。ということは、まだチャンスがあるんじゃないか」――担当医も、サポートする医師も、看護師も、関係するスタッフ全員がこのことを共有し、懸命に治療にあたりました。


すると、奇跡が起こったのです。

腎臓の数値が改善し、腎機能が回復し始めました。

当初、数日もつかどうかという、きわめて深刻な状態だった患者さまは、一週間、二週間とたつうちに少しずつ元気を取り戻し始めました。

こうなると、家族のなかにも希望の灯りがともります。

そんなとき、一つの相談を受けました。

以前から予定していた沖縄への家族旅行に患者さまも一緒に連れて行きたい、というものでした。

患者さまの病状がひとまず最悪の状態を切り抜けて安定していることと、何よりも担当医はじめスタッフ一同が、「何とかこのご家族の望みをかなえて差し上げたい」「ご家族のためにお役に立ちたい」と強く願っていることが伝わってきました。私もぜひ行ってもらいたいと思い、実現に向けて支援態勢を考えることにしました。点滴が必要になるため看護師が同行。現地での状態観察のために担当医がオンラインで診療することにしました。

こうして、沖縄への家族旅行が実現したのです。ご家族にとって、生涯忘れることのできない思い出深い旅行になったことは言うまでもありません。

この家族旅行は、なぜ実現したのでしょうか。

病院では「もうやることがない」と言われて自宅に戻られた患者さまです。実際に検査をしても、数値は悪い。「回復は見込めないだろう」とはじめからあきらめモードで診察していたら、けっしてこうはならなかったと思います。

腎臓の数値が悪いにもかかわらず、尿は出ていた――このちょっとした兆しを見逃さなかったからです。そして、出てきた数字だけで判断するのではなく、最善の治療とは何かをつねに考えながら、一人ひとりの患者さまを丁寧に診る。そして、治療方針が決まったら、看護師、スタッフも含めて心を込めた手あてを実践する。

このような医療が、アグリグループの文化として根づいていたからこそ、今回の奇跡のような家族旅行に結びついたのだと思います。

彩りのある医療。それは、患者さまの人生を彩ることです。一人ひとりの患者さまが、自分の人生を味わい尽くせるようにすることです。

アグリグループの医師、看護師、すべてのスタッフは、そのために必死で考え、感性を研ぎ澄ませ、全力で事にあたっています。

人は必ず死を迎えます。でも、その最後の瞬間まで、豊かで彩りのある人生を歩むことができます。それを医療の力、手あての力で支えるのがアグリの仕事なのです。

すべての人が、住み慣れた家や施設で、安心して自分の人生を味わい尽くし、全うできるように、私たちは今日も目の前の患者さまと向き合っています。

第4章

アグリの信条

ゴースマイル、ゴーポジティブ、ゴーサンクス

人がなぜ医療にかかるのかといえば、病気やケガや不調など心身の健康に何らかの問題が生じたからです。だから、どうしても医療の世界はマイナスの言葉であふれがちになります。

マイナスの言葉は、人から笑顔を奪い、心を消沈させます。やる気が失せて活動のエネルギーが低下します。

マイナスの部分に注目し、何とか改善しようと努力することは大切です。でも、そればかり続くと、医療現場は疲弊してしまうのです。

日々の現場で起きているのは、マイナスのことばかりではないはずです。マイナスの出来事に注意をそそぐことが多いからこそ、日々起きているプラスの出来事にも、きちんと目を向けていくことが大切です。

そのために、できることがあります。

まず「笑顔」です。人は笑顔を見るだけで、心がやすらぎます。緊張がほぐれ、心が落ち着きます。笑顔は人を幸せにします。

仕事の中では、落ち込むこともあれば、苦しいときもあります。そんなときでも、ふと気づいたときに「自分はどんな表情をしているのかな」と思い返してみましょう。そして、もし険しい表情になっているなと思ったら、笑顔を思い出しましょう。

次に「ポジティブな思考」です。

「思考が現実をつくる」と言われます。日頃の考え方が、その人の人生をつくっていく、ということです。ネガティブな考え方に染まっていると、何が起こってもその出来事のネガティブな側面しか見ることができません。その結果、その人にはネガティブな出来事ばかりが起こる、ということになるのです。

いっぽう、日頃からポジティブな考え方が習慣づいていると、何が起こってもその出来事のポジティブな面に気づくことができます。すると、そのときその場で最善の行動をとろうというエネルギーが湧き出てきます。

これは、どんなことが起こっても「それでいいんだ」と容認することではありません。ネガティブな出来事が起きても、ネガティブだからといって否定するのではなく、出来事そのものをきちんと受け止め、真摯に向き合っていく、その心的態度のことです。ポジティブな思考が習慣化すると、その人の人生そのものがポジティブに展開するようになります。

そして「感謝」です。

私たちが日ごろ「当たり前」と思って暮らしていることも、ほんとうはすべて「当たり前」ではありません。

朝、目が覚める。からだを自由に動かせる。ご飯をおいしく食べられる。仕事に行ける。利用者さま、患者さまとお会いしてケアができる――じつは突然、それが失われる日が来たとしても、何の不思議もありません。どれ一つとして「当たり前」ではないのです。

だからこそ、それら一つひとつに対して感謝の気持ちを忘れたくないものです。いつも感謝の気持ちを持つことで、日々の出来事一つひとつがいとおしくなり、人に対してやさしさを、ものに対して丁寧さを身につけることができます。

「ゴースマイル（いつも笑顔で）」「ゴーポジティブ（明るく積極的に）」「ゴーサンクス（何事にも感謝で）」――これがアグリグループの行動指針です。

これらはどれも、小学校の道徳の授業で習うような普遍的な成功の要諦です。この行動指針はグループ全体の成功のため、出社したら全員が必ず守るべきものですが、可能であれば私生活でも堅持することを強くお勧めしています。皆さん一人ひとりの私生活での成功も心から祈っているからです。

労働時間の強度を上げる

アグリグループは、在宅医療や遠隔医療という新しい医療のカタチを提案し、患者さま、利用者さま、世の中に対して価値を提供しています。そして、つねに提供する価値の質を高め、患者さま、利用者さまにご満足いただき、世の中に貢献できるよう惜しみない努力をしています。

では、質の高い医療を提供するためであれば、採算や効率性は無視してもよいのかといえば、そんなことはありません。どれほどすばらしい価値を提供したとしても、採算がとれなければ、事業を継続することはできません。私たちは、医療を一時的に提供するだけでよいのではなく、ずっと、継続的に、提供し続けなければならないのです。そうでなければ、患者さま、利用者さまに対する責任は果たせません。

継続だけではありません。アグリグループが提供する新しい医療のカタチを、その価値を、今提供しているお客さまだけでなく、他の地域にも広げ、まだ利用していない方にも受けていただく。また、国内だけでなく世界にも広げていくためには、さらに大きな利益を生み出していく必要があります。

価値を提供するから利益が生み出される。利益が上がるからさらに大きな価値を提供できる。価値と利益は車の両輪なのです。

これは、価値と利益のバランスをうまく取る、ということではありません。

「医療の質を高めれば、利益が少なくなるのは当然だ」とか、反対に「利益を取ろうとすれば、多少医療の質が下がってもやむをえない」という二者択一ではありません。

医療の質を変えないで、むしろ高めながら、採算がとれるようにする。あるいは利益を拡大できるようにする。つまり「二兎を追うものは一兎をも得ず」ではなく、「二兎を追うものは二兎を得る」、これがアグリグループの事業です。

働く人が無理をすることで、これを実現するのではありません。過重労働的な医療現場の実態を、私は心臓外科医時代に数多く見てきました。二〇代、三〇代という若さで、突然死のようなかたちで命を落とした同僚の医師もいます。こういうことは、あってはならないのです。

では、どうやって過重労働に頼ることなく医療の質を上げ、かつ利益を生み出す事業ができるのか。

答えは「労働時間の強度を上げること」です。そのための取り組みの一つが「タスクシフト」です。

タスクシフトとは、従来医師が担っていた業務の一部を他の人が行なったり、看護師や医療事務担当者とで共同化したりすることです。タスクシフトによって医師が長時間労働をしなくても済むようにすると同時に、時間当たり人件費が最も高額な医師の患者一人当たりの労働時間を短縮することで経営効率を高めることにもなるのです。

アグリグループでは、医師は医師にしかできない仕事に特化するように、さまざまな工夫を重ねてきました。例えば、カルテの記入です。従来であれば、カルテは医師が自分で書くのが当然とされていましたが、とても時間のかかる作業です。

そこで、医師にはカルテの内容を音声で送ってもらい、事務スタッフがそれを聞いて入力することにしました。こうすることで医師の業務時間が削減され、その分を別の患者さまの診察時間にあてることができます。

患者さまの診察以外の医師の業務時間をいかに短縮できるのか。移動時間一つをとっても、医師に自分で移動してもらうよりは、スタッフの車で移動したほうが効率的です。なぜなら、移動時間中にオンラインでの打ち合わせを行なったり、次の業務の準備をしたり、何もないときは休憩時間にするということができるからです。

昨日までやってきたやり方をただ漫然と繰り返すだけでは、けっして生産性は上がりません。つねに何か工夫できる余地はないかと考えながら、日々の業務に取り組むこと。それが結果的に「労働時間の強度を上げる」何かにつながっていくはずです。

頼まれごとは試されごと

訪問診療クリニックを開設すると、地域からさまざまな相談が寄せられます。必ずしも通常の案件ばかりではありません。むしろ、新しい地域に進出した場合は、いろいろな事由で他の医療機関では引き受けられなかった難しいケースが持ち込まれることもめずらしくありません。

難しいからといって、これを断り始めると、断るケースがどんどん増えていきます。「断る理由」はいくらでも見つけることができるからです。

難しい案件が入らなければ、そのときは業務の負荷が増えなくてよかったと思うかもしれません。しかし、長い目で見れば、その分地域からの信頼を失うことになります。

「頼まれごとは試されごと」という言葉があります。

「今度開設されたクリニックは、私たちの地域のためにどのくらい一生懸命やってくれるのだろうか」――そんな思いも、当然周囲の介護事業会社や医療機関は持っています。

「情報（紹介状）がないから」という理由で、患者さまが医療を受けられないということも、残念ながら起こっています。

しかし、私は紹介状の有る無しで、治療が受けられる・受けられないが決まるというのは、本来あってはならない姿だと考えています。

例えば、日頃は病院で治療を受けていた患者さまが急に体調を崩して通院できなくなり、アグリグループのクリニックに相談される場合があります。病院に紹介状を依頼しても、すぐには出てきません。一週間かかることもあれば、二週間、三週間、場合によってはもっとかかることもあります。

紹介状はあるに越したことはありません。これまでの病状や治療の経過を正確に把握できたほうが、有効で質の高い医療を提供できることは間違いありません。

しかし、だからといって、紹介状が出るまで待っていたら、その間、患者さまに対する治療は遅れる一方です。

紹介状がなくても、ご家族から話を聞いたり、お薬手帳を参照したりして、少しでも情報を得ながら治療を進めることはできるはずです。

考えてみれば、救急外来では何も情報のない患者さまが飛び込みで入ってくることがあるわけです。在宅医療においても、これからは救急外来のような対応が求められる時代になるかもしれません。よりよい地域医療を構築するためには、そういう心構えも必要です。

あるとき、地域包括支援センターから、次のような連絡が入りました。

一人暮らしの高齢者のお宅の郵便受けがいっぱいになっていて、どうも様子がおかしいと近所の方が気がついた。中をのぞいてみると、どうやら倒れているみたいだ。あわてて救急車を呼んで家の中に入ったが、いざ救急車に乗せようとすると、本人が「絶対にイヤだ」とかたくなに拒否して途方に暮れている。こちらに来て診てもらえないだろうか――というのです。

「もちろん、行きます」と返事をして、すぐに駆けつけました。

事前情報は何もありません。ご自宅に訪問して、そこで初めて話を聞きます。

ろくに食事もとれていない。脱水症状も出ている。そんな状態を見て、入院治療が必要だと思いました。しかし、私からそれを説明しても、やはり本人は絶対に「うん」とは言わないのです。

そこで、次のように提案しました。

「お気持ちはよくわかりました。じゃあ、病院には行かずに、この場で採血したり、点滴を打ったりする方法があるんだけれど、それならどうですか」

すると、「それなら、いい」と了承を得られたのです。

その日から、一日二回、看護師が訪問し必要な処置を行いました。私も適宜同行し、診察を重ねました。すると、二週間くらいでようやく自分でご飯が食べられるほどには回復してきました。ただし、寝たきりの状態が長かったため、まだ自力で立ち上がることができません。

そこで、次の提案を行いました。

「私たち（アグリグループ）には入院施設があって、リハビリもできますよ。とりあえず一カ月くらい入院してみて、ちゃんとリハビリしてみては？　それで元気になったら、また家に戻ってくることもできますから」

すると、初日にはあれほど拒否されていた入院治療に、すんなりと同意が得られました。

初対面でいきなり信頼を得ようとしても、難しいものです。でも、何度も訪問し、ケアと診療を繰り返すことで、一つひとつ小さな信頼を積み重ねていく。そうして初めて、信頼関係は築かれるものだと思います。初回の一度で物事を解決しようとするほうが難しいですし、患者さまやご家族にとってはプレッシャーではないでしょうか。

頼まれごとは試されごと——難しいケースほど、在宅医療の腕の見せ所だと思って私は向き合ってきました。難しくても、情報がなくても、私たちが行かなければ、いったいだれがその方の手あてをするのでしょうか。地域医療の最後の砦として、私たちは今日もだれひとり取り残さない医療をめざして活動しています。

人の願いに応え続ける——祖母のこと

父方の祖母が、脳出血を起こしました。八〇代後半でした。すぐに地元の総合病院に搬送されましたが、なかなか意識が戻りません。一週間たち、二週間たち、ようやく少し戻ったかな、という程度。食事も自分ではとれない状態でした。

こうなると、現状の日本では看取りのプロセスに入っていくことが大半です。祖母の場合も、それを受け入れざるを得ないという雰囲気でした。

でも、私は祖母の回復の可能性はほんとうにゼロなのかどうか、それを確認したいと思いました。

私は心臓外科医でしたが、脳外科のトレーニングを十分に受けているわけではありません。祖母のＭＲＩ画像を見せてもらっても、この状態からどれだけ回復できるのか、わかりませんでした。

そこで、筑波大学の後輩にあたる脳神経外科の先生に画像を送って見解を尋ねたところ、「うまくいけば話せるようになるし、自分で食事ができるようになるかもしれない」という話でした。

このことを家族・親族に伝え、「あきらめずにリハビリに取り組むべきだ」と言いましたが、みんなからは猛反対を受けました。なぜなら、リハビリをより効果のあるものにするためには「胃ろう」をつけなければならないからです。胃ろうとは、口から食事をとれなくなった人に対して、胃に穴をあけて管を通し、直接栄養を注入する医療措置です。

祖母のように、本人の理解力や判断力が低下した状態で行われることが多いため、回復が見込めなくても実施される延命措置の一種ではないかといわれることがあります。私の家族・親族一同が反対したのも、それが理由でした。

いっぽうで、胃ろうをつけながら口からものを食べる練習を行なっていた人が、再び自力でものを食べられるまで回復するケースもあります。したがって、単なる延命治療ではない一面もあり、家族は難しい判断を迫られるのです。

ただ、このまま祖母が地元にいても、リハビリをする場所がありませんでした。

そこで、地元の病院で胃ろうを設置したうえで、車でつくばみらいのアグリの施設に連れてくることにしました。言語聴覚士による発声練習や嚥下訓練、理学療法士、作業療法士によるさまざまなトレーニングを受けることで、一年後には言葉を発せられるようになり、自分の好きなものを口から食べられるようになりました。

見舞いに来た家族は一様に驚いていました。脳出血で運ばれたときは、もうこのまま永遠のお別れをすることになるだろうと覚悟したわけですから。

現代医学が持つ力が、ここにあります。改善の余地が残っていれば、八〇代後半であっても適切なリハビリを積み重ねることで、機能回復することはできる。食べて、笑って、話して、家族や親しい人との時間を過ごすことができるのです。そのことを祖母は証明してくれました。

この祖母の事例を「特別なケース」にしてはいけない、というのが私の思いです。

残念ながら、現在の日本では、祖母のように本来なら機能回復して家族と豊かな時間が持てるケースでも、医療設備や医療体制が充実していないために、それをあきらめざるを得ないというのが現実です。

もちろん、容易なことではないでしょう。膨れ上がる社会保障費をどうするのか。人的資源をどう確保し、育成していくのか。ヒトも、モノも、カネも、無尽蔵ではありません。

しかし、だからといって単純に「あきらめよう」という話にしてよいのでしょうか。だれでも大切な家族、かけがえのないあの人のためであれば、どんなことでもしてあげたいという思いと願いを持っているはずです。その思い・願いに応え続けるところに、医療の重要な使命があるのではないかと思うのです。

すべての人に必要な医療を――祖父のこと

祖母が脳出血になって入院した一カ月後、今度は祖父が倒れました。胸腔内に血が溜まる「血胸《けっきょう》」という病気でした。転んで胸を強く打ったことが原因です。

亡くなる数年前の祖父は、からだのあちこちに不調を抱えていました。腎臓が悪く、貧血があって、心不全を繰り返し、何度も入院していました。もともと糸魚川市が合併する前の旧能生町では、長年町長を務めた人です。少しよくなると、とたんに自己主張が強くなり、病院のスタッフとぶつかってしまうのです。

結局、入退院を繰り返すだけでいっこうに心不全も改善しないので、一時期茨城県のアグリの老人ホームに祖母とともに入居してもらい、私が診療を実施していたことがありました。ここならさまざまな医療処置を継続的に行うことができるし、私の目も届くので安心です。腎機能障害による貧血に対してエリスロポエチン製剤を投与し、ＳＡＳ（睡眠時無呼吸症候群）が原因の心不全に対してはマスク型の間欠的陽圧呼吸を実施した結果、症状が安定し、再入院するような状態悪化は一切なくなりました。私としてはずっと私のそばにいてほしいと思ったのですが、すっかりよくなった祖父は錦鯉の世話もあるため自宅にどうしても戻りたいとのことで、一年ほどで帰っていきました。

ところが、ある日転んで胸を打ってしまったのです。

地元の病院に入院しましたが、ひと通りの処置が終わると、またスタッフと折り合いが悪くなります。結局、自宅療養という形を取らざるを得ませんでした。

当時の糸魚川には、訪問診療をしてくれるクリニックはありませんでした。糸魚川の大規模火災をきっかけに、訪問診療を行うためのメドアグリクリニックの開設準備が始まっていましたが、その開設前の話です。

「大丈夫だろうか……」

私が案じていた矢先、夜中に息苦しくなって救急車で運ばれ、再入院になったと連絡がありました。結局、祖父はそのまま帰らぬ人となってしまいました。

そのとき思いました。

「クリニックの設置がもう一年早ければ……」

迷っている場合ではなかった。火事が起こらなくても、進出することを決めればよかった。そうしていたなら、祖父を救えたかもしれなかったのに……。私は火事が生じる前からいつかは地元の糸魚川で家族を含めお世話になった人たちのためにクリニックを開設したいと考えていました。いっぽうで人口が四万人を切る過疎化の進む地域で採算が合うかどうか、また関東から遠い新潟県で協力者が得られるかどうかが不安で逡巡していたのです。

事業において大切な要素の一つが「スピード」です。

それまでも、私は自分なりにスピード感を持って取り組んできたつもりでした。でも、祖父の一件を通して、まだまだスピードが足りなかったことを痛感させられました。

大切な人を守るためには、スピードが大事なのです。私の祖父だけの問題ではありません。すべての患者さまは、だれかの大切な家族であり、だれかにとって「かけがえのない人」です。

現在の日本には、訪問診療や訪問看護という制度があります。それらを活用すれば、入院しなくても必要な治療は受けられるのです。

ところが、制度はあっても、それを提供する医療機関がなければ、制度を生かすことはできません。訪問診療を行うクリニックがあれば助かったのに、それがなかったがゆえに失われたいのちが、今この瞬間にもあるかもしれません。

すべての人に必要な医療を——クリニックがないために医療サービスを受けられないという人を一人でも減らすために、アグリグループは成長しなければならない。それは、いのちを救うことができなかった祖父に対する、私の誓いでもあります。

小さな善と大きな善

人との関わりで大切なこと。それは、愛情と思いやりを持って相手に接することです。当たり前のようですが、じつはそれほど単純な話ではありません。

例えば、上司は部下に対して愛情と思いやりを持って接することが大事です。では、部下がイヤな顔をしないように、なるべく仕事の負荷をかけないようにする、というのはどうでしょうか。一見、部下のことを「思いやって」いるように見えますが、実際は「言うことを聞いてもらうのが大変だから」「部下に嫌われたくないから」「反発されるとあとが面倒だから」……といった理由ではないでしょうか。

京セラの創業者・稲盛和夫さんは、「小善は大悪に似たり」という言葉をよく使われたといいます。小さな善は、大きな悪と同じだというのです。

部下に仕事の負荷をかけないのは、「小さな善」です。もちろん、過労死するほどの働き方をさせるのは論外ですが、部下に楽をさせようという姿勢は、部下を思いやっているように見えて、実際は部下のためにも事業のためにもなっていません。

スポーツ選手は、自分に負荷をかけることで記録を伸ばしたり、パフォーマンスを向上させたりします。

仕事も同じです。できる範囲のことだけをやっていたら、いつまでたってもそれだけのことしかできません。これまで以上の成果を出そうと思ったら、これまでよりも少しレベルの高い仕事や負荷のかかる仕事に取り組む必要があります。そうすることで、その人が持っていた潜在能力が開花し、一段上の仕事ができるようになるのです。

部下に負荷をかけない上司とは、部下の能力を伸ばそうとしない上司、部下の伸びる芽を摘み取る上司です。その結果、受け入れる患者さまの数は減り、地域医療者としてお役に立つ機会を自ら逃していくことになります。

「小善は大悪に似たり」のあとには、「大善は非情に似たり」という言葉が続きます。大きな善は、時に厳しく、情け容赦のない態度と受け取られることがある、という意味です。

部下に楽をさせておけば、上司は嫌われないかもしれません。反対に、厳しい態度で臨み、難度の高い仕事を要求し続ければ、煙たがられるでしょう。

しかし、患者さま、ご家族に質の高い医療を提供し、健康的で彩りのある暮らしをしてもらうためには、私たちが精いっぱいの努力をする必要があるのです。

とくに、医療や介護といった公的保険で支えられている事業は、汗をかかなければ収益が上がらない構造になっています。けっして楽をして稼げる仕事ではありません。さらに言えば、公的医療機関において「赤字でも政府や自治体が助けてくれるからいい」という態度の医療従事者をよく見かけますが、結果として国民が支払う税金でその赤字を補填するわけですので百害あって一利なしの状態ともいえるでしょう。

たとえ部下に疎まれようとも、上司は部下に対して負荷のかかることを求めなければなりません。大きな善を成し遂げるためには、「嫌われる覚悟」を持つことが必要です。それが公的な責務を果たす姿にもつながっていくはずです。

「小善は大悪に似たり。大善は非情に似たり」――これは職場の上司・部下の関係だけに限りません。

親と子の関係でも同様です。子どもに嫌われたくないからといって、子どもの要求を何でものんでいては、子どもから自立心や我慢する力を奪い、結果的に子どもをダメにしてしまいます。親は、子どもの心身の健全な成長という「大きな善」を見据えた子育てをしなければなりません。

患者さま、お客さまに対しても同じです。相手に敬意と思いやりを持って対応することは重要ですが、それは相手に迎合することとは違います。患者さまの健康、地域医療の充実・発展という「大きな善」のためには、時には毅然とした姿勢を示さなければならない場面もあります。目先のニーズはかなえられないかもしれないけれども、長い目で見ればそれは患者さま、お客さまの利益につながっている。そのことを私たちは伝え続けていかなければならないと思うのです。

難しい仕事に直面したとき、迷う事案が発生したとき、やることが面倒に感じるとき、果たして自分は小さな善と大きな善のどちらに立っているのか、思い返してみるとよいでしょう。そして、つねに大きな善を見据えて判断し、大きな善に向かって歩みを進めてゆきたいものです。

カリスマではなく、「しくみ」をつくる

「時を告げるのではなく、時計をつくる」——これは、一九九〇年代半ばに世界的ベストセラーになった書籍『ビジョナリーカンパニー』（ジム・コリンズ／ジェリー・ポラス著）に出てくる一節です。

仮に、いつでも、どこにいても、正確な日時を告げることができる人がいたとしましょう。これはとてつもない才能です。人びとの尊敬を集め、世の中に大きく貢献してくれるに違いありません。

ところが、その人がいなくなると、どうなるでしょうか。正確な時間を教えてくれる人がいなくなり、世の中は混乱してしまいます。

では、その人が時を告げる代わりに、時計をつくったとすれば、どうなるでしょう。その人がいなくなっても、人びとはいつまでも正確な日時を知ることができます。

つまりこれは、組織が継続的に発展していくためには、一人のカリスマ的指導者に頼っていてはダメだ。「時計」のように、特別な能力がなくてもだれでも正確な時間を知ることができる「しくみ」をつくることが大事なのだ、という教えです。

私は、アグリグループをそういう観点で経営してきました。

在宅医療の有効性や可能性は、まだ世の中に十分知られているとはいえません。しかし私は、この事業を始めて以来、在宅医療を望まれる患者さまなら、どんな患者さまでもご自宅や施設で診療することができるという信念でこの仕事を続けてきました。実際、入院医療でできるほとんどのことは、在宅医療でもできます。

それを可能にするのは「時を告げる人」ではなく、「時計（しくみ）」なのです。

どんなスーパードクターでも、たった一人で二四時間、三六五日、重症の患者さまを診ることは不可能です。カリスマリーダーやスーパードクターに頼っていては、在宅医療というシステムを有効に回すことはできません。

必要なのは、「時計」です。

カギを握るのは、患者さまからの緊急の要請に対して応えられる体制、すなわちオンコールがとれる体制の整備です。アグリグループは、その体制を整えるために最大の力をそそいできました。

現在、アグリグループの各拠点には、平均すると、三〜四名の看護師を配置しています。一カ所の拠点だけでオンコールに対応しようとすると、一カ月（三〇日間）のうち、三人の拠点の場合一〇日間の夜間勤務が発生します。こんな状況が続くと、看護師は疲弊してしまうのです。

そこで、アグリでは、オンコールは三〜四カ所の拠点で一名の看護師を置く体制を整えてきました。すると、一〇名の看護師で三〇日間をカバーすることになり、一人当たりのオンコール日数が月に三日程度に抑えられます。

これに、五〜一〇カ所の拠点に一人の当直医（非常勤）とドライバーというフォーメーションで、夜間の緊急対応をカバーしています。これによって、原則一時間以内に駆けつけられる体制を整えているのです。

オンコール体制を支えるデジタルツールの活用も進めてきました。

その一つが、電子カルテです。医療業界では、電子カルテへの移行は進んできましたが、クリニックの中でしか使えないのが一般的でした。アグリでは、クラウド型の電子カルテを導入することで、どの拠点からでも患者さまの情報を確認できるようにしました。

なおかつ、カルテへの入力は医師が行うのではなく、医師は音声で入力内容を拠点に送信し、実際の入力は事務スタッフが行い、その内容を医師が確認するようにしています。これによって、医師自らがカルテに入力する作業が割愛され、医師は患者を診ること、患者を手あてすることに専念できるのです。

看護師のカルテ作成も、同様に音声入力で行なっています。このように、医師は医師にしかできない仕事に、看護師には看護師にしかできない仕事に集中できる「しくみ」をつくることで、より質の高い医療を患者さまに提供することができます。

そして、その「しくみ」をつねにバージョンアップし、ブラッシュアップし続けることが、アグリの経営体質を強化し、さらなる発展の礎を築くことになります。そんな日々の積み重ねが、地域医療の未来につながっているのです。

クリエイティビティを発揮する

アグリグループでは、創業以来、ずっと医療現場の働き方改革に取り組んできました。医師、看護師、すべてのスタッフが過重労働に陥らないようにし、だれかが無理をしなければ回らない職場にならないよう、体制と「しくみ」を整えてきました。

そのために、従来医師が行なっていた業務の一部を看護師やスタッフが担当する「タスクシフト」を推進し、労働時間の強度を上げてきました。

では、それによって効率化できた時間を何に使うべきなのでしょうか。

それは、医師は医師にしかできないこと、看護師は看護師にしかできないことを徹底的に追求することです。

なかでも、私が大切にすべきだと考えているのが「手あて」です。

手あての重要性が抜け落ちたまま、医療機器、医薬品の進化といった面ばかりで医療の発展が語られることに、私は危惧の念を抱いています。

実際、手あての軽視は「医者が診察の際、患者に触れないどころか、患者のほうを見ようともせず、画面ばかりを見ている」と問題視されることがあります。

私自身、心臓外科医時代には、救急外来での緊急手術の際など、状況説明を受けただけで手術準備の指示を出し、手術の際になって初めて患者さまに手を触れる、といったこともありました。

たしかに、現代の医療において、数値やデータで示される情報は重要です。しかし、患者に触れなくてもデータがあれば十分診療できるというスタンスが、医療のスタンダードになってはいけないと思うのです。

医療とは、患者と医師の共同作業です。両者の間に信頼関係がなければ、うまくいくものもいかなくなってしまいます。

では、何が信頼関係を築くのか。それは、つねに患者さまのもとに足を運び、聴診、触診などを通して患者さまを診ることです。プロフェッショナルであると同時に一人の人間としての医師が、一人の人間としての患者さまと向き合うこと。それが「手あて」です。

手あてを通して築かれた信頼関係が、患者さまの治癒の力となっていくのです。

アグリグループの働き方改革、タスクシフトは、そのためにあります。単に仕事の忙しさを回避するためという理由ではありません。

患者さまの症状も人生も、千差万別です。マニュアルで一人の人間としての患者さまを診ることはできません。型どおり、マニュアルどおり、セオリーどおりいかないのが医療の世界です。

したがって、医療の仕事にはクリエイティビティが求められます。毎回毎回の診療が、クリエイティビティの発揮のしどころなのです。

日々の仕事に忙殺されていては、クリエイティビティは発揮できません。心のゆとりを持って仕事に臨むための、タスクシフトであり、働き方改革です。

それが、質の高い医療の提供につながり、患者さまの彩りのある人生を支えることにつながります。結果的にアグリグループ全体の経営を押し上げ、よりよい地域医療の実現に近づいていくのです。

第5章

日々の心得

失敗と向き合う

医療は失敗が許されない世界です。一つの失敗が、患者さまの命に関わることがあります。したがって、医療現場ではつねに失敗を起こさないよう緊張感を持ち、万全の注意を払って仕事に臨まなければなりません。

それでもなお、時としてミスが発生することはあります。どんな人も完全ではないからです。起きてしまったことを、なかったことにはできません。隠そうとしても、ごまかそうとしてもムダです。いずれ明らかになり、そのときは問題がもっと大きくなって降りかかってきます。

ミスが発生したら、すぐにそれを認め、上司に報告し、周囲の人に協力を求めて、そのときにできる最善のことに全力を尽くすべきです。

失敗はつらいものです。その場から逃げ出したい、あるいは黙っていればだれにも知られないだろうという気持ちになるかもしれません。しかし、逃避や隠蔽は何の解決にもなりません。それどころか、ますます心に重くのしかかり、つらい日々がいつまでも続くことになります。そして、やがて発覚することとなり、何倍もの苦しみになって自分に跳ね返ってくるのです。

つらくても、苦しくても、解決に向けてすぐに一歩を踏み出すこと。その勇気が必要です。

一歩を踏み出せば、物事が動き始めます。苦しみはすぐには解消されないかもしれません。しかし、動き出すことで状況に変化が生じます。つらくても、苦しくても、解決に向けて取り組み続ければ、やがて暗いトンネルの先に必ず出口が見えてくるものです。

医療ミスは、あってはならないことです。

しかし、ミスの隠蔽やごまかしは、もっとあってはならないことです。

長い仕事人生の中では、取り返しのつかないことも必ず起こります。そのとき真摯に反省し、前を向いてやるべきことをやる。そうすれば、その失敗は必ず今後の人生に生きてくるものです。

クレームから学ぶ

クレームはできれば受けたくないものです。

こちらの不備や不行き届きを指摘され、時にはマイナスの感情をぶつけられることもあります。クレーム対応は、非常にストレスの大きい仕事の一つです。

クレームを「イヤなこと」「面倒なこと」ととらえると、それは後ろ向きの仕事になり、マイナスをゼロに近づけるためだけに貴重なエネルギーを消費することになります。

クレーム対応を前向きな仕事にするためには、クレームを「一つのチャンス」ととらえる視点が必要です。

お客さまがなぜクレームを言うのかというと、相手に対して期待しているからです。クレームは私たちに対する期待の裏返しなのです。クレームを冷静に分析すれば、そこにお客さまのどんなニーズがあるのか、私たちの仕事の内容や進め方のどこに改善が必要なのかを知ることができます。クレームは、私たちの仕事をレベルアップさせてくれるきっかけにもなるのです。

不満があっても、何も言わずに静かに去ってゆくお客さまから、私たちは学ぶことはできません。もしかしたら「言っても理解してくれないだろう」「どうせ改善されないだろう」と思われているのかもしれません。これは、私たちに対して期待がないことの表れです。

そのように考えると、クレームを言ってくださるお客さまは、私たちにとって貴重な〝先生〟であるといっても過言ではないのです。

ただし、常識の範囲を超えて過大な要求をしてくる人物もまれにいます。また、現場だけでは判断できない内容の場合もあるでしょう。困ったときはけっして一人で抱え込まず、すぐに上司や担当専門職に報告・相談してください。このようなクレームは、組織として、グループとして対応していくべき案件です。

積極の心を持つ

成功者と言われる人たちは、例外なく「積極の心」の持ち主です。

積極の心とは、つねに明るい気持ちで、起こることを肯定的にとらえ、自ら進んで物事に取り組んでいくことです。

思考が人生をつくる――私はこのことを、中村天風先生の本から学びました。成功や幸福は、ただ待っていれば向こうからやってくるものではありません。自分で呼び寄せなければならないのです。そのとき、自らの心が積極的か、そうでないかで、結果が変わってくるのだといいます。

「つらいことばかりが起こるから、積極的になれるわけがない」――そういう人の人生には、いつまでたっても幸せは訪れません。なぜなら、自分自身の思考で幸福を遠ざけているからです。

心の力を侮《あなど》ってはいけません。

人の手で生み出されたものはすべて、人の思考から生まれました。身の回りのものを見てください。机も椅子も、コップもお皿も、電話もエアコンも、すべて人間が「こういうものが欲しい」「こういうものがあったら便利だ」と考えたからこそ、創り出されたものです。人間はずっと、心に思うことや考えることを現実化して、この世界を築いてきたのです。

一人ひとりの人生も同じです。人は自分が思い描いたとおりの人生を生きているのです。「そんなことはないだろう」と思われるかもしれませんが、ほんとうです。

私自身、もともとマイナス思考の人間で、若いころにはうつ病にもなりました。心の習慣を変えることは容易ではありません。だからこそ、つねに積極の心を身につけようと人一倍苦労してきたつもりです。

一流のアスリートたちは、なぜハードな練習に耐えられるのでしょうか。それは、課題をクリアすればその先に明るい未来があると確信しているからです。苦しくてもその先に成功があると心に思い描いているから、結果を出すことができるのです。

ぜひ積極の心を養い、高め、ご自身の人生をすばらしいものにしてください。

運がよい人

自分のことを、運がよい人間だと思いますか。それとも、運が悪い人間だと思いますか。

些細なことだと思われるかもしれませんが、両者には大きな違いがあります。

人生は順境のときばかりではありません。順境のときもあれば、逆境のときもあります。それらがランダムに訪れるのが人生ではないでしょうか。

パナソニックを創業した松下幸之助氏は、人を採用するときに運がよいかどうかを重視したそうです。

「自分は運がよい」と考える人は、物事に感謝できる人です。順境のときはもちろん、たとえ逆境のときにあっても、「これは自分を成長させてくれる肥やしになるに違いない」と考えます。あるいは、「何か自分に足りないところがあったのかもしれない」と反省し、自分の行いを改善しようとします。

いっぽう、「自分は運が悪い」と考える人には、感謝の気持ちが希薄です。「運が悪い」というとらえ方の奥には、何事も「自分のせいではない」「他人（親、上司、お客など）が悪い」「環境が悪い」からこうなった、という思いがあるのです。物事を他人のせい、環境のせいにする人に成長はありません。

仕事や人生には、予期せぬことが次々と起こります。運がよい人にも、運が悪い人にも、同じように困難な出来事はやってきます。

運の悪い人は、それを「なんで自分ばかりにこんな悪いことが降りかかってくるのだろう」と不満を抱きます。

運のよい人は、それを「試されごと」「レベルアップのための試練」ととらえ、成長の糧としていきます。

自分を成長させるため、そして人生をよりよくするために、日頃から自分のことを「運がよい人間だ」と思いこみ、それを習慣にしていきましょう。

毒を吐かない

他人をけなしたり、嫌味を言ったりするなど、悪い言葉づかいをすることを「毒を吐く」といいます。

毒を吐く人は、一時的にはスッキリするかもしれません。しかし、まわりでそれを聞いている人は、まき散らされた毒をあびるわけですから、けっしていい気持ちはしないものです。

職場で毒を吐けば、職場の雰囲気が悪くなり、仕事への意欲は低下します。家庭で毒を吐けば、家の中がすさみ、家族みんなが不幸になります。

そして、何よりも毒を吐くその人自身が、最も悪い影響を受けるのです。

日本には古くから「言霊《ことだま》」という言葉がありました。言葉には独特の力が備わっていると考えられてきました。つまり、よい言葉はよい結果をもたらし、悪い言葉は悪い結果を引き起こすというわけです。

実際、ほめ言葉をかけ続けた植物と、ネガティブな言葉をかけ続けた植物とでは、同じ植物なのに成長度合いが全く違ったという実験結果もあるほどです。

物理的に見れば、言葉は粒子の振動で伝わります。よい言葉はよい振動で伝わり、悪い言葉は悪い振動で伝わります。それが植物の成長を左右し、人の心やからだにも影響を及ぼします。悪い振動を自ら生成すれば、それが自分の心身に悪い影響を与えないはずがありません。

私たちは、人のいのちを守り、健康を促進する事業を行なっています。言葉の選び方や使い方には人一倍留意する必要があります。

たとえ悪意からではなく、相手の誤りを訂正したり、期待を持って奮起を促すような場合でも、厳しく言い過ぎてしまったときは、すぐに謝り、言い直すことも大切です。

よい言葉、ポジティブな言葉は、人を元気にし、お互いの関係をスムーズにします。医療従事者として、言葉の持つ力の大きさ、大切さを、つねに自覚すべきではないでしょうか。

自責と他責

物事がうまくいったとき、あるいは逆にうまくいかなかったとき、その原因をどう考えていますか。

うまくいったとき、「それは私の力だ」と思いがちです。

「自分がアイデアを出したから」「やったのは自分だから」「自分ががんばったから」……だれでも自分が大事です。その大切な自分を認めてほしい、評価されるべきだ、と考えます。これは自然なことです。

これに対し、うまくいかなかったときは、自分の責任だとは思いたくないものです。

そこで、「突然の出来事だったから」「自分は○○という病気だから」「○○さんが対応しなかったから」「会社がわかっていないから」などと、他人や周囲が問題だ、と考えます。そうやって自分を守ろうとすることも、ありがちなことです。

しかし、ほんとうの成功者は、違った見方をします。『ビジョナリーカンパニー2』（ジム・コリンズ著）という本では、成功者の見方を次のように説明しています。

「成功したときは窓の外を見る。失敗したときは鏡を見る」

「窓の外」というのは、周囲の状況のことです。うまくいったときは、スタッフなど他の人たち、外部環境、運のよさなどが成功をもたらしたと考えます。すると自信過剰に陥ることなく、謙虚さを保つことができます。謙虚な人ほど吸収力が高いので、成長のスピードが速いのです。

いっぽう、「鏡」で見るのは自分の姿です。失敗したときは、他人や外部環境のせいにするのではなく、自分の責任だと考えます。自分以外の物事に原因を求めても、何の解決にもなりません。それらは自分ではコントロールできないからです。自分の責任ととらえることで、自分自身の課題や改善点が明らかになり、それに取り組むことで成長できるのです。

失敗したときは自責、成功したときは他責——こんなふうに考える人は、成長しないはずがありません。

「アグリ」という作品

「技術者」と「職人」の違いは何でしょうか。

バイクで有名なホンダ（本田技研工業）を創業した本田宗一郎氏は、その違いを次のように説明しています。

技術者は「技術をもとに新しい製品やしくみを創造する人」であり、職人は「同じ技術を用いて同様の製品を作り続けることができる人」であるといいます。

この部分だけを見ると、新しいものを生み出す技術者のほうが、同様のものばかり作り続ける職人よりも優れている、という見方のように思えます。

しかし、私は技術者と職人の優劣関係を論ずるのではなく、どちらの存在も重要であり、それぞれがその持ち味を生かして能力を十分に発揮することが大事だと考えています。

とくに私たち医療の世界では、医師、看護師、介護士など、自らの持つ技術を磨き高めることによって、高度な医療サービスを提供するという〝職人的〟な側面が大きいのではないかと思います。私自身、かつては心臓外科医という〝職人〟をめざしていた時期もありました。

つねに新しいことにチャレンジし、画期的な商品やサービスを生み出していく人は貴重です。同時に、あくまで自分の技術を追究し細部に至るまで妥協を許さないような姿勢で、自らの仕事を〝工芸品〟や〝芸術作品〟にまで高める人もまた、私たちにとってきわめて大切な人材です。

これからの時代は、単に量を増やせば、規模を拡大すれば、会社が伸びていくというわけではありません。仕事の中身や品質が、大きく問われる時代に入っています。

一流の職人は、高度な技術はもちろん、自分の仕事に対して誇りを持っています。私たちアグリグループも、毎回の診療、看護、介護の質を高め、アグリの医療、アグリのケアをあたかも芸術作品であるかのようなレベルにまで磨き上げたいと考えています。私たちが高いレベルのサービスを追求することで、患者さま、利用者さまのいのちはいっそう輝きを増すはずです。

一生懸命と一所懸命

「一生懸命」という言葉があります。どちらも、「物事に命懸けで取り組むこと」を意味しますが、その由来には少し違いがあります。

もとの言葉は「一所懸命」でした。昔、中世の武士たちは主君から土地を賜り、それが一族の生活基盤となりました。それを子々孫々にまで伝えていくのが願いであり、受け継いだほうは先祖が賜った大事な土地を命懸けで守り通すのが何よりも重大な務めと考えてきました。賜った土地、すなわち「一所」に命を懸ける（＝懸命）から「一所懸命」なのです。

それが近世になると貨幣経済の進展にともなって「一所」という土地を守ることへの切実さが薄れ、また人間の行動範囲が広がったことにより、時間的観念も含んだ「一生」という言葉に変化していったと推測されます。

「一つのことに全力を尽くす」という意味合いは、どちらも同じですが、現代では「一生懸命」という言葉のほうが一般的によく使われているようです。

ただ、この「自分が任された場所をしっかり守る」ということを意味する「一所懸命」は、現代でもとても理にかなっていると思います。

アグリグループの各拠点は、半径一六キロ以内の「一所」を守るのが務めです。

いくら高度な技術を持っていても、いくら燃える情熱と崇高な志を胸に抱いていても、遠く離れた場所の患者さまのもとにいつも駆けつけるわけにはいきません。私たちは、今いる場所の目の前にいる患者さまを救うことしかできないし、目の前にいる患者さまの手あてをするのが最も重要な任務なのです。

任されたエリア内という「一所」。この地域の医療のため、この地域の患者さまの健康といのちのために全力で事にあたるのが、私たちアグリグループの「一所懸命」「一生懸命」です。

流した汗の分だけ価値が生まれる

アグリグループの事業は、売上の大半が公的保険によるものです。したがって、国の定める方向性に即して事業を行なっていく必要があります。

診療報酬の改定は二年に一度、介護報酬の改定は三年に一度、実施されます。基本的には、国のニーズは診療報酬・介護報酬に反映されると考えられます。

そんなニーズに応え、診療報酬で評価されている患者さまを診療、看護、介護することで、私たちの売上はアップし、よい業績を残すことができるのです。もちろん、それによって診療報酬の低いケースの医療の質が落ちることがあってはなりません。

診療報酬の改定によって、これまでやってきた仕事の内容ややり方を転換しなければならないこともあります。ようやく仕事に慣れてきた矢先に、別の仕事のやり方を一から学び直すのは大きな負担です。しかし、だからといってこれまでのやり方に固執していては、売上が大きく落ち込むだけです。事業を継続するためにも、自分たちの生活を守るためにも、国の求める形へ変化する対応は不可欠なのです。

医療機関や介護事業者は、楽をして黒字を出すことはできません。楽を求めることは、不正につながります。実際、診療報酬や介護報酬の不正請求の問題がマスコミで報道されることがときどきあります。不正請求は、公的保険を利用している事業者としてけっしてしてはならないことです。不正が明らかになれば、場合によっては法人格を失い、これ以上事業を継続することが難しくなります。

利益は、価値を生み出すからこそ得られるものです。私たちは、患者さまのベッドサイドに足を運び、医師や看護師がしっかり手あてをすることや、介護士が丁寧なケアやリハビリ支援をすることでしか、価値を生み出すことはできません。

流した汗と、患者さま・利用者さまを思いやった心が価値を生み、それが報酬につながっているのです。そういう意味では、初めから利益と社会貢献が両立しているのが私たちの事業です。

規模の大きさや収益力だけで企業が評価される時代は終わり、今は社会的な責任を果たし地域に貢献することも、企業の重要な役割になっています。私たちは、自分の仕事をいっそう充実させることで利益を生み、社会に貢献しています。

地域からのエールに応える

自分が生まれ育ったところで働いてみるのはよい経験です。

私は、生まれ故郷の糸魚川にアグリの拠点を出したとき、それを感じました。

たまたま訪問診療で入ったお宅が、私が卒業した小学校の学区内にありました。すると、ご家族が私の顔を見て、こう言うのです。

「伊藤っていうお名前だったら、もしかして○○さんの息子さんかね？」

と、私の母の名前を出されたのでした。狭い地域社会ですから、すぐにどこのだれだかわかってしまいます。

別のお宅では、懐かしそうに、こんな言われ方をしました。

「ああ、俊ちゃん。おまん（「あなた」の方言）、大きくなったねぇ」

私は覚えていなかったのですが、どうやら私より五年ほど年上の先輩のお宅だったようです。

「あんなやんちゃな子だったのに、こんなに立派になって……」

とほめられ、ちょっと気恥ずかしい思いをしました。

そのような言葉かけから、私はほんとうに「この地域に育ててもらったんだな」と思いましたし、同時に地域の人たちからの「ありがとう」「期待しているよ」というエールを感じたものでした。

それぞれの地域には、それぞれの歴史があり、人びとの暮らしがありました。私たちが拠点を設ける地域とは、そこに家族があり、子どもたちが育ち、生活の営みが続いてきた場所なのです。

アグリの拠点がそこにできるということは、そのような人びとの暮らしの一角に入り込むことです。単に医療サービスを提供し、その対価としての報酬をいただくという関係以上に、地域の人たちとともに暮らしを営む存在になるのです。

私たちは、そんな地域の一員となり、地域とともに生き、地域の期待に応えなければならないと強く感じています。

自燃性の人、可燃性の人、不燃性の人

火を近づければ燃える物を「可燃物」といいます。燃やそうと思って火を近づけても燃えない物は「不燃物」です。火を近づけなくても、自ら発火する「自燃性」の物もあります。

人間のタイプも、これと似たような分類ができる——というのが、京セラを創業した稲盛和夫氏です。

だれかに言われなくても、自らやる気と問題意識を持ち、主体的に行動するタイプは「自燃性」の人です。自分から積極的に動くわけではないが、何かに情熱を傾ける人がそばにいたり、周囲全体が活気づいていたりすると、その影響を受けてやる気を発揮するタイプがいます。これは「可燃性」あるいは「助燃性」の人です。いくらリーダーが熱く語りかけても、周囲がやる気に満ちていても、燃えることなく冷めている人は「不燃性」です。皆さんは、自分がどのタイプだと思われるでしょうか。

組織が高いパフォーマンスを発揮するためには、自燃性の人が必要です。熱意を持って仕事に取り組み、まわりに対してもよいエネルギーを分け与えてくれる。そんな人が多ければ、組織はいきいきと活気づくに違いありません。

自燃性の人が多ければ、可燃性（助燃性）の人も力を発揮します。自燃性の人にやる気を点火され、やってみよう、チャレンジしようという気持ちが高まります。また可燃性（助燃性）の人は自燃性の人より粘り強くじっくりと物事に取り組む傾向があり、大きなムーブメントをつくろうとしている組織にとっては重要な存在です。

不燃性の人は周囲から働きかけがあってもなかなかやる気を見せず、現状を変えようとしません。人の能力とは、自分が思っているよりもはるかに大きな可能性を秘めているものです。自ら動かない、チャレンジしないという姿勢は、本来その人が持っている能力を開花させる機会を失っていることにほかなりません。これは、組織にとっても本人にとっても不幸なことだと思います。

アグリグループには、彩りのある医療を提供することで地域医療を支えるという使命があります。私は一人でも多くの人がそれぞれの持ち場でその責任を果たし、「自燃性・可燃性（助燃性）の人」になってくれることを願っています。

他人に好かれる人になる

一度きりの人生を有意義に、幸福に生きるためには、何が大切でしょうか。

中村天風先生は、そのために一番必要なことは「他人《ひと》に好かれる人間になることだ」とおっしゃっています。

勉強ができることよりも、お金儲けがうまいことよりも、人に好かれることのほうが先だ、というのです。たしかに、頭がよくて一流大学を出ても、金儲けがうまくて巨額の資産を形成しても、人に好かれなかったらあまり幸せな人生とは思えません。

では、どうすれば人に好かれる人間になれるのでしょうか。

そのためには、「まずは自分が好き嫌いのないようにしなさい」と天風先生は言います。好き嫌いが激しい人は、他人からも「好きか、嫌いか」で扱われます。

まずは他人に対していたずらに先入観を持たず、レッテル貼りをやめて、なるべくありのままを受け容れるようにします。こちらが受容的な態度で臨めば、相手もまたこちらを受け容れようとしてくれるものです。

それでも、人間は完全ではありませんから、どうしても嫌いな人というものは出てきます。そんなときは、どうするのか。

「嫌いな相手には、努めて親切にする」というのが、天風先生の答えです。

一度や二度、親切にしただけでは何の効果もありません。相手もあなたに敵意を剥き出しにすることもあるでしょう。しかし、そこであきらめずに、何度も何度も親切にしたり、やさしく接することを続けます。「何度親切にしても、相手は変わらないじゃないか」といってやめてしまったら元の木阿弥です。それでもなお、親切を続けるのです。そうすれば「やがて必ずうまくいく」といいます。

「自分のことをするときと同じ気持ちで、他人のことをしてあげなさい」と天風先生は言います。例えば、相手が何か困った状況に陥っていたとしたら、「もしも自分が同じ立場だったらどう感じるだろう」と想像するのです。すると、まるで自分事のように骨身を惜しまず相手のサポートに徹することができます。

天風先生の言葉は、私たち医療や介護に携わるものにとって、とても重要なことを教えてくれているのではないでしょうか。

ゆでガエルになってはいけない

カエルを熱いお湯の中に入れると危険を感じてすぐに飛び出すが、水の中に入れてゆっくり温めると、カエルは温度の変化に気づかず、最終的にゆで上がってしまう――ビジネスの世界でよく取り上げられる「ゆでガエル」の寓話です。

社会状況や経営環境が変化しているのに、変化に対して鈍感で対応が遅れると、気づいたときには取り返しのつかないことになります。そのことに対して警鐘を鳴らしているのです。

人間は変化を嫌う生き物です。とくに問題がなければ、現状維持でよいと考えます。何か急激な変化があれば、変わらざるを得ないので対応しますが、緩やかな変化は気づきにくく、気がついても「まだ大丈夫だろう」と楽観視して行動を変えないのです。「前例がない」「変える必要性を感じない」「新しいやり方はリスクが大きい」など、変わらない理由はいくらでも見つけることができます。

これに対して、変化にはエネルギーが必要です。過去のやり方を変えるということは、ある意味過去の自分を否定することでもあります。スキルだけでなく、考え方を改めなければならない。当然抵抗も大きくなるでしょう。

しかし、時代はつねに変化しているのです。歴史を振り返ってみても、変化のない時代はないといっても過言ではありません。そして、変化に対応した企業は生き残り、対応できなかった企業は——たとえ一時的にはどんなに繁栄したとしても——消えていったのです。

アグリグループは、患者さま、利用者さまの健康といのちをお預かりしている組織です。仮に事業が立ち行かなくなれば、患者さま、利用者さまのいのちと健康が危機に陥ります。そんな事態は絶対に避けなければなりません。

私たちは、過去の慣習や成功例に安住することなく、つねに「ほんとうにこのやり方でいいのか」「もっと改善すべき点はないのか」と問い続ける必要があります。また、上からの指示や命令を待つだけではなく、各自が問題意識を持ち、自らの頭で考えて実行することも重要です。

「ゆでガエルにならない」は、いつも念頭に置かなければならないフレーズです。

病気を診る前に人を診る

病院では、「病気を診る」ことがメインです。そのため、ともすると医者は「患者という人」にはあまり関心を持たず、データや検査結果を見るだけで治療を進めるということも起こりがちです。

在宅医療でも、もちろん病気を診ます。ですが、回を重ねるほど「病気を診ると同時に人を診る」、あるいは「病気を診る前に人を診る」医療に変わってきます。在宅医療では、患者さまとの人間関係を構築しなければ、医療が始まらないからです。

この患者さまは、いったいどういう方なのか。何を好み、何を避けたいのか。からだの具合はどうなのか。今の気分はどうなのか。何を望んでいるのか……診療を通して、数値だけではわからないその方自身のことを知らなければ、ほんとうに適切な治療、彩りのある医療は提供できません。数値だけを見て「改善されたから治ったね」とはいえない世界なのです。

患者さまとの適切な人間関係を築くために、私たちと長く一緒に働く茨城県内のアグリグループの院長はこんなことを心がけているといいます。

まず「目線を合わせる」ことです。ベッドに横たわっている患者さまに対して、医者が立ったまま何かを言うのは、文字どおり「上から目線」になります。医者と患者は対等ですから、同じ目線の高さで話し合わなければなりません。

次に「敬語」です。何度も自宅を訪問していると、親しくなりますから、親近感から言葉づかいに丁寧さが失われることがあります。打ち解けるのは悪くないことですが、患者さまにはご高齢の方も多く、私たちにとっては〝人生の先輩〟にあたります。患者さまにはつねに敬意を持って接する、そのベースが敬語です。

そして、「すべての患者さまに説明や報告をする」ことです。認知症の患者さまや意識のない患者さまを診察したときも、他の患者さまと同様にきちんと説明したり、結果を伝えたりします。すべての人に尊厳があります。どんな状態にある人も、ご本人の存在を尊重し、直接話しかけるようにしています。

医療とは、人が人に対して行うものです。つねにその原点に立ち返ることができるのが、在宅医療の醍醐味です。

エピローグ――「アグリチカコ」さんのこと

忘れることのできない一人の女性患者さまがいます。

チカコさんという方です。子どもたちにピアノを教える先生でした。

アグリの老人ホームができたばかりのときに、入居を決めてくださいました。

がんを患い、終末期に近づいていることを、ご自身でも自覚されていました。

独り暮らしだったチカコさんは、自分で動けなくなったときのことを考えて、終《つい》の棲家《すみか》になるところを探しておられました。そして選んでくださったのが、アグリケアガーデンだったのです。


チカコさんは、どういうわけか、アグリをとても気に入ってくださいました。

いつも笑顔を絶やさず、スタッフや他の入居者にも気軽に声をかけるフレンドリーな方でした。チカコさんがいると、その場がパッと明るくなる。そんな素敵な方でした。

老人ホームは、私たちが入居者のお世話をさせていただく場です。ところが、チカコさんは、ホームの清掃を手伝いたいと言って、一緒に掃除をしてくださるのです。

おそらく、アグリの老人ホームがまだスタートしたばかりの〝ヨチヨチ歩き〟の状態で、それを見かねてサポートしてくださったのではないかと思います。

子どもたちのピアノの先生だったチカコさんです。未熟な者や成長途上にあるものに対しては、包み込むような温かいまなざしがありました。子どもたちが練習を重ねて少しずつピアノが上達していく姿と、アグリがまだ慣れない高齢者向け施設の運営に戸惑いながらも少しずつよくしていこうと努力する姿を、どこかで重ねられていたのではないか——そんなことを想像してみたりします。

自ら「アグリのファン」と公言するなど、ほんとうにアグリに心を寄せ、アグリを愛してくださった方でした。

「アグリの歴史の一部になりたい」とおっしゃっていました。「私の苗字は〝アグリ〟にするから、これからは〝アグリチカコ〟と呼んでね」とも。

文字どおりアグリの伴走者として、ともにアグリの成長を支えてくださったチカコさん。その間に、がんは静かに進行し、〝終の棲家〟と決めたアグリの施設で人生を全うされました。

ご自身が使われていたピアノは、「アグリに寄付したい」とおっしゃり、今もデイケアセンターにあります。

また、献体を希望され、ご遺体は筑波大学に提供されました。

ご自分のすべてを、あとから来る患者さまや医療従事者のために役立ててほしいと切実に願っておられた方でした。

アグリグループがここまで歩んでこられたのは、けっして自分たちの力だけによるものではありません。チカコさんのような患者さま、利用者さまがいらっしゃったからこそ、アグリは成長し、前に進むことができたのです。

医者も、看護師も、スタッフも、すべての医療従事者は患者さまによって育てられています。患者さまへの診療、手あて、利用者さまへの介護、介助、ご家族へのサポート、すべての接点で私たちは学びを得て、次の接点に向けて成長させていただいています。私たち医療従事者は、このことをけっして忘れてはならないと思います。

今、病院などの医療機関での治療という枠組みを超えて、地域全体で住民の健康を支える医療体制の構築が不可欠な時代を迎えています。

アグリグループが取り組んでいる在宅医療、遠隔医療、有料老人ホーム運営は、これからの地域医療にはなくてはならない存在です。

一カ所の訪問診療クリニックで、半径一六キロ以内の在宅医療をカバーすることができます。これをあらゆる地域に広げていけば、だれひとり取り残すことなく、すべての人に最適の医療を提供するという、医療の理想を実現することができるのです。それが、アグリチカコさんに代表される患者さま一人ひとりの思いに応えることであり、私たちの存在基盤である地域に対する恩返しであると考えています。

地域医療の最善の姿に向かって、アグリグループはこれからも、たゆまぬ努力を続けていくつもりです。

謝辞

本書の出版にあたり、株式会社ＰＨＰ研究所の石田賢司さんと林正義さん、ライターの若林邦秀さんには並々ならぬご尽力を賜りました。尊敬する中村天風先生や松下幸之助先生らの書棚の末席に並ばせていただくことを大変光栄に思っております。まだ本を書くには早すぎると言う私を長期にわたって説得し、企画立案を担当した霜越安文さんにはその熱意に感謝します。

また、何もなかったころに勇気を出して飛び込んでくれたアグリグループ初の社員であり、その後、株式会社ＡＧＲＩ ＣＡＲＥの代表取締役としてグループの成長を支えてくれている日馬祐貴さんには感謝してもしきれません。常総市の水害から仲間に加わってくれ今も株式会社ＡＧＲＩ ＣＡＲＥの副社長として前向きに、かつ細かい気配りをしてくださっている北嶋政彦さんにも大変感謝しております。小林優子さん、石丸裕貴さんには、日馬さんの後すぐに大変若くして入職してもらい、多くの苦労を厭わずがむしゃらに働いていただき、今後も部長職としてさらなる成長を期待しています。龍野八重子さん、鈴木俊行さん、野口勝さん、渡邉佳子さんは創業直後より仲間に加わり大人の目を持ち幹部として私たちの成長を支えていただきました。

さらには、創業当初から医療法人ＡＧＲＩＥの常勤医師としてお力添えいただいた、常務理事の林健太郎先生、そして各分院の理事の先生方、また現在幹部として支えてくださっている、和田直顕さん、巻渕彦也さん、渋谷正光さん、エリアマネージャーとマネージャーの皆さん、そしてアグリグループのビジョンに賛同して、ともに活躍してくれているすべての職員の皆さんに感謝申し上げます。

ならびに、これまで当グループを信頼して、その大切な命をお任せいただいたすべての患者さまとそのご家族、ご紹介いただいた地域の医療・介護関係者の皆さま、そして今まで当グループで働いていただいたすべての皆さまの期待に応えるためにも、今後も成長し続けることを誓い感謝申し上げます。

遠隔医療の分野においては株式会社リーバーの副社長である多賀世納さん、部長として力を発揮してくれている藪下博文さんを始めとした職員の皆さんの粘り強いサポートに感謝申し上げます。また投資ならびにご支援いただいている、株式会社ディー・エヌ・エーの南場智子さん、株式会社カクヤスグループの佐藤順一さん、フラー株式会社の渋谷修太さん、山口豪志さん、畠山淳也さん、西野晴夫先生、中俣博之さん、美藤智さん、インターウォーズ株式会社の吉井信隆さん、医療法人ヒポクラテスの竹村克己先生、医療法人ＡＧＲＩＥの元常勤医師でありご出資いただいた國﨑正造先生、鈴木淳司先生、守谷第一病院の野村誠先生、医療法人ＡＧＲＩＥ非常勤医師である北村謙太先生らに心から感謝申し上げます。

勉学に疎かった私に今もさまざまな学びを教えてくださる、松﨑一葉先生、川上浩司先生、志水太郎先生、坪倉正治先生、西浦博先生、古井祐司先生には最先端の知見を教えてくださりいつも感謝しております。創業当初より法務面でバックアップしてくださるシティユーワ法律事務所の伊藤茂昭先生には、同郷のよしみで水谷幸治先生とともに何度も危機を救っていただきほんとうにありがとうございました。私の医師としての基礎を作ってくださった榊原譲先生、平松祐司先生、渡邊泰徳先生、重田治先生、小石沢登先生、軸屋智昭先生ら心臓血管外科の先生方、そしていつも応援してくれている同期の今井章人先生にも大変感謝しております。

そして何より、創業前から苦楽をともにした妻の佐知子へ、いつも仕事を最優先させている私の理解と応援、愛する息子たちの子育てを一手に引き受けてくれて、心から感謝しています。また、地元を離れて起業した息子を応援してくれている糸魚川の両親である伊藤富士雄お父さん・なつ江お母さんには、今も茨城県の錦鯉の世話をしてもらい感謝しています。妹たちの薫・真奈・麗にも、危なっかしい兄をいつも応援してくれて御礼を言いたいと思います。最後に、愛する息子である悠一郎・陽仁・蒼真には、充分一緒に遊んであげる時間を持つことができずに駄目な父親として大変申し訳なく思っています。物心がついてこの本を手にすることがあれば、君たちの父親は君たちが担う未来の日本のために、医療・介護事業でここに挙げた仲間たちと集中していて一緒に遊ぶ時間がなかったんだという苦しい言い訳を理解してもらえると嬉しいです。君たちが大人になったとき、いつか一緒に君たちの夢を語りながらお酒を酌み交わせたら、父親としてこんなに幸せなことはないといつも夢見ています。君たち三人は私と佐知子にとってかけがえのない、本当に愛する存在です。佐知子の言うことをよく聞いて、よく遊びよく学び、人類の進化と向上に寄与できるような力のある人間になってください。

二〇二四年一二月

伊藤俊一郎

〈著者略歴〉

伊藤俊一郎（いとう・しゅんいちろう）

1979年生まれ、新潟県糸魚川市出身。筑波大学医学専門学群卒業後、心臓外科医を務める。2014年、茨城県つくば市に医療機関の経営を支援する株式会社AGRI CAREを設立。2015年には訪問診療を行うMED AGRI CLINICを開設し、現在36カ所で医療機関の運営を行なっている。また、不要不急な受診による医師の過重労働および地域住民の健康不安を解決すべく2018年に遠隔医療アプリ『リーバー』をリリース。24時間365日、スマホで医師に相談できるサービスはコロナ禍において４つの県の療養者に活用され、NHK全国ニュースに取り上げられるなど大きな注目を集めている。

装丁　一瀬錠二（Art of NOISE）

新しい在宅医療が日本を救う

患者を幸せにする「アグリグループ」の挑戦

2025年１月10日　第１版第１刷発行

著　者　伊藤俊一郎
発行者　村上雅基
発行所　株式会社ＰＨＰ研究所
京都本部　〒601-8411　京都市南区西九条北ノ内町11
教育企画部　☎075-681-5040（編集）
東京本部　〒135-8137　江東区豊洲5-6-52
普及部　☎03-3520-9630（販売）

PHP INTERFACE　https://www.php.co.jp/

組　版　朝日メディアインターナショナル株式会社
印刷所
製本所　TOPPANクロレ株式会社

ISBN978-4-569-85843-2